ユーモア看護

癒しと和み

監修

平澤久一
前大阪青山大学健康科学部看護学科 学科長,教授

古谷昭雄
前中京学院大学看護学部看護学科 教授

Kinpodo

執筆者一覧

監 修

平澤久一	前大阪青山大学健康科学部看護学科 学科長，教授
古谷昭雄	前中京学院大学看護学部看護学科 教授

編 集

井村弥生	大阪青山大学健康科学部看護学科 教授
岩瀬貴子	活水女子大学看護学部看護学科 教授
大川眞紀子	大阪青山大学健康科学部看護学科 特任教授
森　明広	久米田看護専門学校 副校長
木村美智子	関西福祉大学看護学部看護学科 准教授
木村洋子	同志社女子大学看護学部看護学科 准教授
津島和美	関西医療大学保健看護学部看護学科 准教授

執 筆 (五十音順)

阿部真幸	大阪青山大学健康科学部看護学科　助教
磯野洋一	京都先端科学大学健康医療学部看護学科　講師
井村弥生	大阪青山大学健康科学部看護学科 教授
岩瀬貴子	活水女子大学看護学部看護学科 教授
宇佐川　徹	医療法人若草会小郡まきはら病院　看護師長
大川眞紀子	大阪青山大学健康科学部看護学科 特任教授
梶川拓馬	明治国際医療大学看護学部看護学科　講師
木村美智子	関西福祉大学看護学部看護学科 准教授
木村洋子	同志社女子大学看護学部看護学科 准教授
佐藤睦恵	枚方公済病院 看護師
瀧澤美津江	前大阪青山大学健康科学部看護学科　助教
武田真慶	医療法人養心会　国分病院
地本　勲	医療法人清心会　八尾こころのホスピタル
津島和美	関西医療大学保健看護学部看護学科 准教授
堤　梨恵	太成学院大学看護学部　講師
中村由香理	活水女子大学看護学部看護学科　助教
長谷川幹子	大阪医科大学大学院看護学研究科 博士後期課程
平澤久一	前大阪青山大学健康科学部看護学科 学科長，教授
古谷昭雄	前中京学院大学看護学部看護学科 教授
森　明広	久米田看護専門学校 副校長
吉野由美子	千葉科学大学看護学部看護学科　准教授
和井政則	学校法人藍野大学 藍野高等学校 非常勤講師

はじめに

　今日，臨床における医療・看護の現状は，入院期間の短縮化に伴って医療従事者は多くの業務に追われ，患者の訴えや要求を真摯に受け止め，誠実に対応する時間のなさに憂慮されているのではないでしょうか．そうした中で，とりわけ看護師には病苦や病状回復への不安や苦悩を抱える患者の思いを共有し，共感的に受容できる豊かな感性を持ち，心の通ったかかわりを展開することが要求されます．

　こうしたかかわりを展開するために，ここに新たな「ユーモア看護」の必要性と治療的作用，その活用について提起しております．ユーモアと笑いを加味した「ユーモア看護」を導入することによって，もつれた患者と看護師の心を和ませ，そこから患者が心を癒し一日も早い回復を実現できる手助けとなるものと考えています．

　さて，単独外出する精神科患者と看護師のこんなやりとりがあります．処方されていない昼食後薬を探す姿の看護師をニヤニヤ眺める患者に「ないのを知っていて黙っていたわね」，「あんたは意地が悪い，途中電車にひかれて帰って来なくていいよ」と患者の背中をポンと押しやると，患者がニヤリと「無事に帰って来まーす」と言って外出した．1994年に出版，2019年に映画化された帚木蓬生著『閉鎖病棟』に，心を和ます患者と看護師のユーモラスな場面が描写されています．著者はどう認識されていたかは定かではないですが，25年も前に書かれた「ユーモア看護」といえる示唆に富んだ内容です．

　一方，ユーモアと笑いは，愛と思いやりの大切な表現方法であり，人間の自然治癒力，免疫機能を高め，無用な不安や緊張を解きほぐし，心と身体の健康を守る大切な役割があるとアルフォンス・デーケンが述べています．まさに，治療的視点と言えましょう．

　本書は，「癒しと和み」をサブタイトルに「ユーモア看護」に関する本邦初の成書で，内容はユーモア看護の導入から理論的解説とその具体的活用について，またユーモアと非言語的行動との関連性について，最後にユーモア看護アプローチと題して臨地でよく見られる事例を記述しています．臨地に働く方ばかりでなく，医療・看護教育に携

わる教員及び看護学生にも大変有用なテキストであり，それぞれの実践の場で是非ご活用して頂きたく推奨するものです．

最後に，（株）金芳堂のご厚意により本書を出版できましたことを心から感謝申し上げ，また，編集部の一堂芳恵氏には企画から出版に至るまで多大なご指導，ご協力を賜りましたことに深く感謝申し上げます．

2020年2月

監修者

目　　次

第1章 ユーモアについて

01 はじめに

　最近，医療・看護の環境は，より一層の医療の高度化・複雑化，入院期間短縮の流れの中，患者はおびただしい医療機器に接続され，人の温もりに触れる機会が極めて少なくなっている状況と言えます．患者の病状やデータのみを重要視する傾向にある臨地の場で，今看護師に求められているのは，疾病による身体的・精神的問題のみならず，社会的問題をも抱える患者の苦悩や苦痛，悲哀や怒り，葛藤やストレスなど様々な感情を共有し，共感的に理解し受容できる豊かな感性を駆使し，癒すことではないでしょうか．

　第2次世界大戦時，ナチスドイツ軍によるユダヤ人大量虐殺のため，ポーランドのアウシュヴィッツ収容所のガス釜に送られ300万人のユダヤ人が虐殺された．その中に囚われの身となった一人の精神科医で心理学者のヴィクトル・フランクルが奇跡的に生還した．看視兵の中に，殺されて行くユダヤ人にそっとパンを差し出す人がいた．それを見たヴィクトル・フランクルは，涙が出るほど感動したが，それは物質的な一片のパンではなく，看視兵が与えたのは「人間的なものであり，それに伴う人間的な言葉，人間的な眼差し」であり，また，ユーモアが「自己維持のための闘いにおける心の武器である」と記述している[1]．

　正に医療・看護の場にも必要なことは，ヴィクトル・フランクルが説く「人間的な言葉，人間的なまなざし」の真意を理解し，激しい病苦と闘っている患者の心と思いに寄り添い，少しでも人間らしく生き続けられるよう治療的かかわりを展開し援助することではないだろうか？　それが患者を病苦やストレスから解放して健康を維持する妙薬であり，癒しであることを心しなければならない．

　過日，ある葬儀に参列した時のことである．通夜から本葬まで厳かに見送る中で常に緊張を強いられた親戚縁者の一人が，翌日の法要で故人の生前のエピソードを紹介すると参列者がどっと笑い出し，「そうそう，あった，あった！こんなこともあったね！」と心に秘めていた思いを発すると一気に和やかな雰囲気に変化した．まさに，皆がユーモラスな出来事に思いを馳せ，故人の思い出を共有できた一瞬であった．

　さて，今おかれている医療と看護の場に，治療的コミュニケーションの一形態で建設的で健康的なツールである「ユーモア」を活用し，患者が病苦を克服し生きる力を取り戻す手助けをする必要がある．ユーモアは，ストレスや危機，死に直面する時でさえ我々の生活の一部を占め，何人もその価値を否定できない有用なものであることを知らなければならない．

02 ユーモアとは

　人は，一般に「ユーモアに長けた人，ユーモアのある人」と表現することがあるが，ユーモアとは一体何をさすのだろうか？　その由来は，ユーモア（humor）には，おかしいこと，滑稽，上品なシャレ，（一時的な）気分，急に起こる気持ち，体液，分泌物など多くの意味（研究社版，新英和大辞典）から，また人を和ませるような「おかしみ」などの意味があり，ヒューマン（人間）が変化したという説もある．元来，体液を意味する「フモール」という言葉だった．

　その「フモール」という言葉は，医学・生理学用語だったのが，ヒポクラテスが人間の健康は4つの体液─血液（blood），粘液（phlegm），胆汁（choler），黒胆汁（black bile）から構成され，どれか1つの量が基準値を逸脱すると不調になるという「四体液説」を唱えた．すると次第にユーモアの意味が，体液から人間の特質という意味合いが濃くなり，やがて気質そのものをさす意味へと変化したのである．

　医学・生理学の用語「フモール」を美学の領域に転用し「ユーモア」として使い始めたのが，ルネッサンス時代のイタリアの文芸批評家と言われている．17世紀になってイギリスで「気質喜劇」という形式の演劇が勃興すると，面白さ，可笑しさ，滑稽さ，特異性などを意味する語彙へと変遷した．このユーモアの概念が日本に入ってきたのが19世紀だろうと考えられている．

03 ユーモアの成立要件

　他者とのかかわりやコミュニケーションを展開する時，ある表現がユーモアとして機能し愉快に感じさせ受け手を和ませるか，反対に不愉快にするかは，話し手である表現者の力量にかかっている．ユーモアには「センス」が重要で，そのセンスは相手と自分を対等に扱う心の姿勢であり，自分の表現が相手にどう感じとられるかという相手の身になって考える「愛」と「思いやり」である．

　表現者が，一方的に自己本位のユーモアを駆使し，相手の立場や心情に対する「思いやり」が足りないと，相手は「気が利いていない」あるいは「全然可笑しくない」，「不愉快で，腹立たしい」と感じることになる．例えば，知的なセンスを誇示する手段としてユーモアを用いた場合，相手に対して「他者より，貴方より自分は優れている」と自己顕示することにな

り，相手に不愉快な感じを与えてしまうことになる（知ったかぶり，衒学趣味）．

　非言語的コミュニケーションの手掛かりの一つである表情は，その伝えるメッセージは言葉より重要な効果を発揮する場合があるが，相手に自分の真意を伝達するには言語的手段がより効果的なのである．表情が無言のコミュニケーションであるのに対して，ユーモアはおどけた表情や動作，手足を動かす等の非言語的行動でも表現できるが，言語を駆使して伝えることがより効果的と言える．

　治療的コミュニケーションの技法に，間接的にしか表現されていない患者の感情を，言葉に出して探る方法に「感情理解の試み」がある．患者が自己表現するためにどんな感情でいるのか看護師は注意を集中させなければならない．その感情を温かいコミュニケーションを築くユーモアを活用して引き出すのである．つまり，患者が言葉で表現しにくい感情を看護師は言葉に表す試みができるのである．

04 笑い（ユーモア）の三大理論

　笑い（ユーモア）に関する基本的な理論として知られている，「笑いのメカニズム」にも通じる三大理論について簡単に紹介する．

1）優越理論

　最も古い笑いの理論で，感情的・情緒的側面における笑いがその対象である．他人の欠点や失敗を見聞きして優越感を持った時に笑うもので，アリストテレスとプラトンの考え方が基本的にこの理論に立脚していると言われている．

2）ズレの理論（不一致の理論）

　認知的・思考的側面における笑いである．予期したことが実際にはそうならなかった場合に不一致が生じ，それが笑いを生み出す理論である．私達は，普段無意識的に「これはこういうものだ」と予期して行動しているが，その予期が外れた時に笑いが生ずるとする理論である．

3）開放理論（放出理論）

　高まった緊張が不要となった時に，貯まった「心的エネルギー」が笑いによって解放されるという理論で，ちょっとした性的ジョークで笑えるのは普段抑圧されていた，心的エネルギーが開放されるためだと説明するフロイトが提唱したことでよく知られている．

05 ユーモアの分類

1）遊戯的ユーモア

　人を楽しませたい，愉快な気持ちにさせたい，和やかな雰囲気にしたい，という気持ちの冗談などから生まれるユーモアである．楽しい，ふざけた，愉快なもので「えっ」「あれ？」「なんか変だ」といった違和感を抱かせ分かりやすく，ダジャレやリズミカルな笑いで，気分や雰囲気を明るくする気分転換の効用が大きいものである．

2）攻撃的ユーモア

　最も古くから注目されてきたもので，人を攻撃することを目的にしたユーモアである．人を嘲笑し，からかい，傷つける等普通には言っていけないことを口にする，倫理に反することをして感じる面白さである．患者の常識的でない行動や病状に関連した行動に対する笑いを含む．飲酒して心の抑制が緩むと他者を攻撃する傾向が見られるが，それは飲酒による攻撃性の解放の結果と言えよう．自分に劣等感を感じている人ほど，他者の欠点を探し出し笑おうとして攻撃的ユーモアを駆使する傾向がある．

3）支援的ユーモア

　自己や他者を励まし，勇気づけ，許し，心を落ち着かせるためのユーモアである．困難な状況の時，落ち込むことや辛いことなど絶望感や動揺によって自分を失わない，平静を保つための働きがあるが，気持ちを支えるために日常生活の中で見られるユーモアである．患者の良い変化などへの励ましによるものが多い．

　上野が，3つのユーモアについて以下のように提起しているが，人間関係をよくするユーモアは，遊戯的ユーモアと支援的ユーモアに限ると述べている[2]．

ユーモアの種類	目　的	よく利用されるユーモア刺激
攻撃的ユーモア	攻撃する	風刺，ブラックユーモア，皮肉，過激な刺激，暴力的な刺激，嘲笑，からかい，自虐
遊戯的ユーモア	楽しませる	だじゃれなどの言葉遊び，ありふれた日常のエピソード，ドタバタなど，内容自体にはあまりメッセージがないもの
支援的ユーモア	気持ちを支える	自己客観視や自己洞察を含む刺激，重い問題を軽く見せる刺激

（上野行良，3つのユーモア，1992より転載）

06 ユーモアの効用と作用

・・

　ユーモアの効用と作用については，第2章で詳しく記述されているが，これまでにユーモアの医学的効用に，全身の筋肉系や循環器系，内分泌器系や免疫力を高める免疫系などの身体的側面の改善，自尊心の高まりや内面的緊張の軽減，ストレス下における疼痛や苦痛の軽減等の心理的側面の改善，社交性や親密性の高まり等の社会的側面の改善があげられている．

　一方，アメリカのある認知科学者は，笑いは人間の脳に対して特殊な機能を持ち，脳が無意識を学ぶメカニズムと関係するため，例えば同じ冗談を繰り返し聞くと面白くなくなるのはこの学習のためであると指摘している．

　井上は，笑いとユーモアの作用には，共に笑うということで気持ちが安らぎ親密感が増加する「親和作用」と，腹が立っていてもそんな自分を笑うことができれば立ち直りが早くなる「浄化作用」があると述べている[3]．

　また，自らも大腸がんに罹患し，入院中に体験した患者の心理の揺れ動きや，医療者の対応の難しさを学んだアルフォンス・デーケンが，人間は必ず死ぬ存在であり，「生きている時間」の尊さに気づき，少しでも意義のある人生を送りたいものだと考えた．そして，その体験の中からユーモアと笑いは，「愛と思いやりの大切な表現方法」であり，ユーモア感覚は「高齢化社会を心豊かに過ごすための良きパートナー」であると述べている[4]．

　ユーモアの効用を広く世に知らしめた例に，ユーモアと笑いによって難病を克服したノーマン・カズンズの闘病体験記がある[5]．1964年，ソビエト連邦からアメリカに帰国した彼が，全快の可能性が五百に一つしかないと言われた重症の膠原病に罹患した．入院先での不手際な治療に業を煮やし，自分で病気と闘うことを決意したのである．

　彼は，発病前の数々の体験を振り返り，病気の原因が多くのネガティブな情緒的反応の結果だと確信し，逆に積極的な感情が病気の回復に役立つ，それには愛と希望と信頼の気持ちを常に持ち続けることと，よく笑うことだと考えた．

　病室でコメディ映画を観たり，看護師にユーモアの本を朗読して貰い腹を抱えて笑うと痛みを感じずにぐっすり2時間は寝られたと言っている．頻繁な検査や日課を強制され，食事のまずさなど不愉快なことが多いため，病院を出てホテルに移り気兼ねなく，のんびりと落ち着いた雰囲気の中でユーモア療法を続けた．すると病状が急速に快方に向かい，見事に難病を克服したのである．

　まさに，ユーモアと笑いによる明るい環境とよき睡眠が，病気の回復に役立つことを示した好例である．アイルランドにこんな諺がある．それはノーマン・カズンズの闘病記を先取りしたような諺である．「素晴らしい笑いと，十分な睡眠が最良の治療法—たんと笑い，たんと眠れば医者はいらない—（A Good Laugh and A Long Sleep are the Best Cures in the Doctors Book）」である．

夫婦で大病を克服して活躍した夫婦漫才の第一人者である宮川大助・花子の大助が「笑いは心の表現である」と漫才師ならではの名言を残している.

医療・看護の場に携わる人達には「ユーモア看護」を活用し,患者の病苦や苦悩を癒し克服できるよう,是非心の通ったかかわりを展開して欲しいものである.

07 笑いの古典

「笑い研究の古典」と言われる難解な論考本に,アンリ・ベルクソンの「笑い」と,ジークムント・フロイトの「機知―その無意識との関係―」と「ユーモア」がある[6-8].

1900年に発行されたベルクソンの「笑い」は,人を笑いものにして優越感を感じることでユーモアが生じると説いた,「笑い」の本格的研究の出発点となった著書である.喜劇的なものに主眼をおいて展開されており,「笑い」の要因を「固さ」におき,嘲笑が他者を矯正する機能を持つことを示し,特に嘲りが社会的懲罰であると論じている.

一方,1905年に発行されたフロイトの「機知―その無意識との関係―」では,フロイトは笑いについて快感原則のエスと現実原則の自我の両方を微妙なバランスで満足させるストラテジー,さらに自我が現実から受ける苦痛について超自我を媒介にして笑い飛ばし,自我を守るストラテジーであると考えた.そして「機知」を悪意のないものと一種の攻撃とに区別している.フロイトにとって自我防衛のニュアンスが色濃く,いささか本能と自我の問題に限定しているきらいがあると町沢は指摘している.

08 笑いの研究および実践の動向

Ⅰ. 日本笑い学会の設立

1978年から漫才研究会として活動していた「笑学の会」が,1994年7月哲学,心理学,文芸学,人類学,医学など専門分野を超えて交流を深め,「笑いとユーモア」に関する総合的研究を行い,笑いに関する認識を深め,笑いの文化的発展に寄与することを目的に設立したものである.「笑いを考えることは,人間を全体的に考えることである」との基本的理念をもって活動し,大きな学術団体へと発展している.

Ⅱ．笑いヨガの普及

　1995年，インドの内科医マダン・カタリアが，公園でたった5人から始めた笑いの健康体操と呼ばれる「笑いヨガ」が，今では世界的規模で広がりを見せている．「笑いの体操」と「ヨガの呼吸法」を組み合わせている所から「笑いヨガ」と命名された．カタリア医師から直接指導受けた万代京央子氏が「笑いヨガ」の実践に奔走しているが，他の多くのグループも全国各地で実践している[9]．

　「笑いヨガ」の効用について，福島県立医科大学の大平哲也教授が，「笑いと健康」という論文の中で，中年女性を対象に落語を1時間聴いた前後と，笑いヨガを1時間した前後の唾液中のコルチゾール値を測定した結果，「笑いヨガ」では17名中15名（88％）が低下しており，ストレス解消に有効であることを証明している[10]．

Ⅲ．「笑いの本場」関西での取り組み

　「笑いの本場」のイメージが強い関西で，複数の大学が笑いをテーマにした講演や出前授業を行っている．近畿大学では，落語家が就職活動の心構えを説く中で「口角を上げたら脳内が『陽』になる」と講演し，大阪市立大学では笑いをテーマに「市民向けのワークショップ」を開催し，また小学校5, 6年生を対象に「人はなぜ笑うのか」のテーマで出前授業を行っている．

　「人は笑うことで考えが柔軟になって変化でき，環境に適応できる」と解説すると，児童達は「人は笑うことで進化していることを知った」と学びの感想を述べている．また，関西大学堺キャンパスでは，多くの住民を対象に山口県に伝わる「笑い講」を模したイベントを開催している．

Ⅳ．「生きがい療法」の取り組み

　闘病者とモンブラン登山や北極圏ツアーなど，ユニークかつ実践的ながん治療を実施し，岡山県倉敷市で日々がんや難病の治療に当たり，笑いの生理学的・心理学的効果を証明された第一人者である，「すばるクリニック」の伊丹仁朗院長が，森田療法理論から「生きがい療法」を開発し，笑いの免疫学を開発・研究を行っている．また，アレン・クライン著「笑いの治癒力」の解説で指摘されているように，「ユーモア」は誰にでも簡単にでき，しかも即興性があるすぐれた心理療法であると述べている[11]．

　院長が主催している「生きがい療法」の一つの方法として勧めている「ユーモア・スピーチ」に，前立腺がんで闘病中のある患者の実例がある．患者が北海道観光ツアーに参加した時の話である．乗っているバスの中，外は真っ暗闇だ．

> ガイド：外で眼がキラッと光ったらキタキツネですから，よく観察して下さい．
>
> 患　者：目がキラッと光ったのでよく見ると，オッサンのようなキタキツネがいました．よく見ると私の顔が窓に映っていました．
>
> ガイド：……（絶句）

　その患者は，日々こんなユーモア・スピーチで周囲の人々を大笑いさせている．

　その効果もあり，驚くほどのよい経過を辿った．それは自分の話で周囲の人々を笑わせると，他人のために役立った手ごたえを感じ，病気で心配・不安に向きがちな心を，現実の外の世界へと方向転換する効果が大きいのだと院長は実感した．

　そこで，院長は体内にもよい影響があるのではないかと思い，大阪のなんば花月にボランティアを送り，漫才・漫談・吉本新喜劇を見て3時間笑ってもらった．直後の血液検査の結果，がん細胞を攻撃破壊するキラー細胞が，笑う前に正常範囲より低い人が笑った直後に上昇したのである．笑うことで，キラー細胞ががんを攻撃する能力が増強されたのだ．

　さらに，3時間笑った人にヘルパーT細胞とサプレッサーT細胞の比率を測定（数値が低いとがんに対する抵抗力が弱く，高すぎると膠原病やリウマチなど自己免疫疾患になりやすい）すると，数値の改善がみられた．また，リウマチ患者に落語を聞かせ同様の結果を得ている医師（日本医大，吉野槇一教授）がいると報告している．

　また，こんな実験も紹介されている．6人の大学生に何もない個室に1人ずつ入って，表情だけの笑顔を2時間続けて貰った．その後の血液検査ではキラー細胞の好転が見られたのである．このように表情で笑顔を作るだけで，体内の自然治癒力（免疫力）が強化されるのだ．

Ⅴ．ある大学の医学部看護学科の取り組み

　ごく最近，新聞紙上を賑わした研究発表である．2019年6月25日，山形大学医学部看護学科が「笑う頻度と死亡や病気のリスクを分析した調査結果」を発表した．「笑い」と心疾患の関係について，山形県内の7つの市に住む，40歳以上の住民17,100人に約8年間にわたる長期間調査し，その成果について発表したものである．

　それぞれ，週1回以上声を出して笑う人を「よく笑う」人，月1回以上，週に1回未満笑う人を「たまに笑う」人，月に1回未満笑う人を「ほとんど笑わない」人に分類して結果を出した．「ほとんど笑わない」人は，「よく笑う」人に比べて死亡率が約2倍高く，また「よく笑う」人が心筋梗塞や脳卒中などの「心血管疾患」発症のリスクが4割程度低いという，「よく笑う人ほど健康で長生きできる」，「よく笑う人は長生きする」ことを証明したのである．

09 ユーモア活用の看護

　筆者が，看護学生の時代，小児科看護実習病棟でのこんなエピソードがある．実習の都度，小学生低学年の患児の部屋に行き話しながら，その患児が持っていた漫画を読むのを楽しみにしていた．

　ある日，同じように漫画を読んでいたら，患児がナースステーションにインターホン越しに「おっちゃんが，漫画を返してくれないの，どうにかして！」と訴えた．すると，看護師が「だったら，負けずに取り返しなさーい！」とコミカルにアドバイスしたのである．不満げな表情を示し，筆者を睨みつけ「返して…」と言いながら手を差し出した．筆者が首を横に振り，返したくない表情を見せ「ニヤッ」と笑い顔を見せたら患児も笑い出した．それをきっかけに2人とも笑い出し，その後はわだかまりが消え笑顔を交わし楽しくかかわるようになった．

　さて，34年にわたる精神科看護の臨床を離れ初めて看護教員になった時，臨床で活用していたユーモアを学生の実習で活用できないか思案し指導していた．精神科慢性期病棟での実習初日，女子学生が男子患者からいきなり抱き着かれ，突然の出来事と恐怖感に圧倒され呆然と立ち尽くすばかりだった．実習前のオリエンテーションで教えたことが実行されたのだ．2日目，その患者が話かけてくるが，恐怖感がよぎり会話にならない．その時，女子患者が学生の手を握り話かけてきたので相手にすると，笑顔を見せて応対してくれた．3日目，その女子患者が「あんた，身体のわりにしたら胸ないなぁ」と言われ，笑わされた．

　それをきっかけに女子患者との関係性が深まり，学生はユーモアに興味を持ち「笑いを発生させるユーモアの活用と，それがコミュニケーションと対人関係にどのような効果や影響を及ぼすのか」を考えたいと看護研究レポートにまとめたのである[12]．

　自ら積極的にユーモアを活用できなかったが，患者が学生を笑わせることが多かった．ユーモアを逆に活用されて，実習前に自分の持っていた精神障害者への偏見や接する不安，恐怖感を崩されたように感じ，患者が発したユーモアの数々が，緊張や不安，敵意や怒りの感情をよそに向けてくれることを学んだのである．

　また，こんなエピソードがあった．統合失調症の若い女子患者が，洗面所の鏡の前に立ってにこやかに化粧をしていたが，途中から「看護婦さーん！　男の人が私の後ろに立って化粧の邪魔をするの，止めてっ！」と泣きながら訴えだした．そこに他の病室で処置を終え両手に処置器具類を持った看護師が，その状況を見て突然背後から患者の臀部に自分の臀部をドンドンと突き出しこすりだし「私よっ！」と笑いながら告げた．すると患者が急に笑い出したではないか．

　患者の背後に出た男性は「視野外幻視」がもたらした現象だったのである．ユーモラスに対応した看護師には，視野外幻視がもたらした現象との認識はなく，ただ泣いている患者に

何があったのかとっさに考えてとった瞬間的な行動だったのである．この出来事からの後，患者は当該看護師と心の通ったかかわりができ，よく笑顔を見せるようになった．

　ここで，看護にユーモアを活用した数少ない実態調査の研究を紹介しよう．患者に対する効果的な看護介入の1つに有効なユーモアを活用できることを目的に，看護師の臨地におけるユーモアの現状について調査したものである[13]．

　勤務時間内に看護師が出会ったユーモアの内容と，内科・外科・精神科病棟における特徴を明らかにした研究である．3専門領域病棟におけるユーモア活用の特徴が，遊戯的ユーモアと支援的ユーモアの割合が高く，攻撃的ユーモアの割合が低いことが，そして，看護師が活用するユーモアは年齢や他者との関係性，勤務状態，求められている看護師の役割が影響していると示唆している．

　病棟における看護師のユーモアの特徴について，患者の疾患・緊急度が急性期の要素が強く影響している特性をもつ内科病棟では，ユーモア表出の割合が外科病棟と類似しているが，支援的ユーモアの割合が高く，攻撃的ユーモアは低い結果にあると述べている．

　一方，生命維持という点で看護の果たす役割が極めて重要で，多忙な業務の中での看護師の緊張度が特に高い外科病棟では，「自分のみ」で笑う割合が高い結果が出ている．それは多忙な勤務の過酷さを自身で笑う場面であり，何気ない出来事をユーモラスに受け止め，緊張やストレスを緩和するストレスリダックションとして働いていると指摘している．

　さて，精神科病棟では支援的ユーモアである「自分が笑わせた」項目が内科・外科病棟より高い割合にある．それは意図的に患者の注意をそらして気持ちを落ち着かせ，緊張を緩和させるユーモアと言えよう．精神科看護師の役割に，相談者としての役割や，一般的には理解が困難な患者の心情と共感的，受容的な態度で聴く役割を担う必要があり，高いコミュニケーション技術が求められるために支援的ユーモアの活用が高くなるのではと述べている．

　患者が，幻聴や妄想の病的体験や対人緊張から自分の考えを容易に表出せず，周囲の状況に敏感に反応するため，看護師が意図的にユーモアや笑いを活用して患者の感情表出を促すよう働きかけ，看護師が意識的に笑いを表出し，周囲が互いの感情を受け止められるよう環境を作っている結果と言えよう．

　看護に携わる人々に問われていることは，こうした「ユーモアと笑い」を活用し病者を病苦から解き放し，本来の姿に立ち戻すことが重要となる．ユーモアは，緊張をほぐし，共感を呼び，悲しみや憤りを吐き出し，自らを癒し困難な状況と闘うための有力な方法なのである．

10 クラインの説く「ユーモアと死と癒し」

　ユーモアと死について，アレン・クラインが「ユーモアと死と癒し」について多くの事例

を挙げて記述しているのが「笑いの治癒力Ⅱ―ユーモアと死と癒し―」である[14].

　クラインが実父の訃報にうろたえ，心細くて落ち込む中，周囲のお腹を抱えるほどの大笑いの出来事に誘われ，ユーモアがなにがしかの救いと希望，しばしの休息をくれること，そして父親との死別の悲しみから，死に対する態度は，往々にして深刻さだけ，暗さだけになる．「ユーモアと死」そのものが大抵は相容れないものと一般には考えられているが，ユーモアは患者の生きる意志を駆り立てる，希望よりもっと強力な要素だと記述している．

　それぞれの章では「死の深刻さとユーモアの癒し」について，死にゆく人びとの安息の場所であるホスピスでの話に，死期の迫った患者が「なんで食べなきゃならないの，どうせすぐ死ぬのに」と言い食事を拒否していたが，3日目に朝食の席に着いた．驚く家族に弱々しく「だって，お腹がすいて，死にそうなんだもの」と告げた．まさに患者が教えてくれた「ユーモアの目で死をながめる」視点である．

　そのホスピスで，余命6ヶ月以内の末期患者の聞き取り調査をおこなった看護師が，「ユーモアが患者の自尊心を支え，明るい話題を口にすることで一人前の人間に戻ったように感じる．ユーモアが患者の態度を変え，気持ちが前向きになり，自分の状況を別の目で眺められる．ユーモアが患者のコミュニケーションを助ける」など，様々な効果を生むことを発見している．

　その他にも，耐え難い状況をユーモアに助けられ，耐え抜いてきた多くの患者の体験談を紹介しているが，死にユーモアがどう役立つかについては「ユーモアは希望をくれるだけでなく，人を癒してもくれる．それはユーモアが苦しみと向かい合う道具にもなれば，言葉の足りなさを補い，心を通い合わせる道具にもなる」とユーモアと死と癒やしについて述べている．そして，「癒す」とはただ病を治すことだけではない，死と向き合う人に希望を与えることでもあれば，心と心を結ぶことでもあると記述している．

　最後の章では，死の直前や直後にさえ笑いがあることに目を向けてみよう，思わず笑いがこぼれるような愛する人との思い出話，そんな話に彩られ，亡き人は私たちの心の中で永遠に生きていると結んでいる．

引用文献

1）Ｖ．フランクル：夜と霧—ドイツ強制収容所の体験記録—，フランクル著作集1，みすず書房，p131，p196，1971.
2）上野行良：ユーモアの心理学，サイエンス社，2003.
3）井上宏：笑いは心の治療力，海竜社，1997.
4）アルフォンス・デーケン：ユーモアは老いと死の妙薬，講談社，1995.
5）ノーマン・カズンズ：死の淵からの生還，講談社，1981.
6）アンリ・ベルクソン：笑い，岩波文庫，1994.
7）フロイト著作集8，機知—その無意識との関係—，人文書院，1969.
8）フロイト著作集3，ユーモア，人文書院，1969.
9）万代京央子：健康は笑いから—笑いヨガ＆認知症予防—，文芸社，2015.
10）大平哲也：笑いと健康，健康は笑いから—笑いヨガ＆認知症予防—，pp64-70，文芸社，2015.
11）Ａ．クライン：笑いの治癒力Ⅰ，解説—伊丹仁朗，創元社，1997.
12）岡野由美：精神医療，精神科看護におけるユーモアの活用とその効果と影響について，和歌山県立医科大学看護短期大学部，実習研究，1999.
13）齋藤彩乃ら：勤務時間内における看護師が出会ったユーモアと専門領域病棟のユーモアの特徴，看護総合科学研究会誌，Vol.13，No.2，2011.
14）Ａ．クライン：笑いの治癒力—ユーモアと死と癒し—Ⅱ，創元社，2001.

参考文献

・平澤久一監：精神科看護の非言語的コミュニケーションUP術，メディカ出版，2010.
・Ｖ．ロビンソン：HUMOR and the health professions — The Therapeutic Use of Humor in Health Care—, Slack, 1991 .
・Ｊ．ヘイズら：看護実践と言葉，メヂカルフレンド社，1975.
・Ｇ．スチュアートら：Psychiatric Nursing, Mosby, 1998.
・マーヴィン・ミンスキー：心の社会，産業図書，1990.
・外山滋比古：ユーモアのレッスン，中公新書，pp4-5，2003.
・河盛好藏：エスプリとユーモア，岩波新書，p6，1969.
・町沢静夫ら：遊びと精神医学，創元社，pp21-22，1986.

第2章 ユーモアの効用

01 ユーモアの心理的作用

　ユーモアとは，笑いをもたらす言葉や行動および仕草で表現されるが，それからもたらされる効果は幾つか挙げられる．その効果は，日常生活の中での出来事や困難な事情や葛藤などを和らげ，寛大な態度で物事を捉えることができ，楽しむ気持ちを持つなどの心理的変化をもたらす．

　ユーモアの効果としては，対人関係のなかに笑いや楽しさが生じ，円滑なコミュニケーションへと発展していくことが認められている．ユーモアの存在は，その場にいる人々の心を緩和させ，より落ち着いた状態を作り，笑いの集団現象をもたらす．特に強いストレスが生じた場合に，その状況を和らげる効果は大きい．一方，ストレスのない，もしくは平穏な状況では，その効果が十分に見ることができず，かえって裏目に出ることがある．そのため状況に適したユーモアの活用が必要である．

　医療や看護の場面では，患者とのコミュニケーションを円滑に持つことは，ケアを行う上で最も優先し，かつ重要なことである．そのためユーモアを利用することで，得られる相互のより良い関係性確立の意義を，十分に理解し実践する力を持つことは必要であろう．

　ユーモアには，いくつかの心理的効果があると言われており，以下にそれぞれの心理的効果について記述する．

I．ユーモアの心理的作用と効果

1）精神的活性化

　ネガテイブな状況下にある場合，苦悩に満ちた状況下の中では窮地に陥ったり，その状況に耐えることだけに意識を向けたり，また喪失感を味わうことになったりと，負の感情を抱くことになる．そのため人々は逆境の中に自己をとどめることになり，精神的不活性な状況となる．その時に笑いやユーモアを用いると，快刺激が心を活性化し，耐えがたい状況を逆手に取り，笑いを起こすことができる．それにより事態の捉え方が変わり，耐えやすいものに変化する．そして前向きな活動への意欲が生じ，精神的な活性により行動変容が起きる．

　例えば，震災により電車の運行が見合わされる場面があった，テレビでは人々は焦り，イライラしながら対応に追われる様子が放映されていた．その中にある夫婦は「自分達の身が無事であることを幸いと思い，歩いて自宅に帰ることにしました．二人で歩くこともあまりないので，新婚時代を思い出しゆっくり話をしながら帰ります」と笑みを浮かべながら話し

ていた．まさしく，逆境を好天的な機会と捉え，夫婦ともに対応している．その姿は，少し不安な様子も見られたが，笑顔の中に何か安堵の表情がうかがえるもので，ユーモラスな考えが活動性を高めた結果と言える．

2）ネガティブ感情効果の緩和

　ポジティブ感情がネガティブ感情の効果を緩和するもので，深刻な状況である時に，些細なユーモアがあると，笑いのメッセージの中にその場の雰囲気が含められ，シリアスに思えた状況は，瞬間で穏やかな笑いの場にも変化する．それは，深刻な出来事をユーモアにより，より親しみやすいと感じるように変化させ，深刻な事柄ではないこととして相手に伝わり生じる．

　例えば，家族の急病発症の際，深刻な病状説明を主治医から受けることがある．患者の家族は，今後の経過に対して不安を抱き，言葉を失うであろう．その際に，患者の武勇伝などユーモラスな話題が持ち込まれると，その場はいくらか和み悲観的感情が軽減する．「そういえばいつもうちのお父さん，何かあったのかと心配していると，なぜか何もなかったかのように笑って帰ってくるのよね，だから大丈夫よね」と言い，少し緊張が和む場面がみられる．これは以前の出来事をユーモラスに用いることで，直面した問題から意識を逸らし，悲観的感情が緩和したと言える．

3）距離化と気晴らし

　ユーモアによる距離化があり，多くの研究結果が明らかにされている[1,2]．これは自分自身と問題との距離を置き認識することや，自己を客観的にみることが可能になるなどの効果がある．自分自身に起こっているストレスな出来事の意味付けを変化させ，ネガティブな感情を弱めることで快な感情へと変わる．

　清水は，ユーモアや笑いは内面の緊張を軽減し，ストレス下の苦悩を低下させ，自尊心を高めて自己概念の安定化を助けるとし，看護の現場におけるユーモアの実態とその効用について報告した[3]．

　これは，ユーモアによりストレスに対して，一時的に意識をそらす感情コーピングを行っていると言える．困難な状況に対して感情コーピングをとることで，一時的なストレスからの回避が生じ，心理的負担が軽減し，精神的に健康状態へと改善に向かうことができる．

4）親和性と親近感をもたらす

　笑いやユーモアは，社会的な遊び心があることが基盤であるため，その効果によりお互いの親和性が生じる．具体的には，ユーモアをお互いの遊びの道具として用いるような滑稽に対応した内容で共に笑うものである．子供が言葉遊びなどでダジャレを言い合うなどは，これに当たる．

　また，難しく感じる授業内容の場合，学習者の理解を深めるために，ユーモアを含めた工夫を行うと，聞き手の心に快の感情が生じ，学習内容への親和感が増したり，内容への興味が確実に増すことなどが報告されている[4]．

Ⅱ. ユーモアの分類と利用方法とその効果

　ユーモアには，利用される場面やその内容からもたらされる効果はそれぞれ違ったものがあり，その内容により分類できる（参照：第1章）.

　代表的な3分類のユーモアは，その特徴からそれぞれの心理的効果が違う（**表1**）. 詳細に分類し検討する研究もみられるが，ここでは3分類について説明する. また，ユーモアの心理的効果は，メッセージの送り手側と受け手側の両者の心理的効果があるため，双方を取り上げる.

表1　ユーモアの分類による心理的効果

	主に利用されるユーモア	心理的効果
遊戯的ユーモア	ダジャレなどの言葉遊び 内容自体にはあまり意味がない	気分やその場の雰囲気を和らげる心理的リラクゼーション
攻撃的ユーモア	ブラックユーモア，皮肉，からかい，過激な刺激，自虐	優越感の獲得 ネガテイブ感情が生じる
支援的ユーモア	自己客観視や洞察を含む刺激 問題を軽く見せる刺激	主体性の維持や気分の平静を保つ

（文献5より加筆作成）

1）遊戯的ユーモア

　自己や他者を楽しませることを動機づけとして表出させるユーモアで，ダジャレや軽い冗談，ちょっとした日常の出来事など，内容自体はメッセージ性の低いものである. リズミカルな日常生活を表す行動などを表現したものが多い. 明るく楽しさを伴うことが多いユーモアである. これによる心理的効果として気分や雰囲気を明るくするため，気分転換の効果が強いとされる.

　看護師は，緊張している患者への笑いの誘いに利用したり，対象者の意欲を引き出すために用いたりする. それにより緊張緩和と不安の軽減や心理的低迷感を肯定的反応に変化させる効果がある.

　例として，緊張する検査の待合室で患者の好きな映画などの話を面白おかしく話すことで笑いを誘い，リラクゼーションを図ることが可能となる.

2）支援的ユーモア

　自己や他者を励まし，勇気づけを行い，心を落ち着かせることを動機づけとして表出するユーモアで，送り手の気持ちを受け手に送る意志が伴うものである.

　主に，自己客観視によって自己を含む状況からユーモアを見出したり，自己洞察によって得た結論をユーモアとして提示することにより，絶望感や動揺による主体性を失うことを防ぎ，平静さを与える効用を持つ.

　具体的には，話題を面白おかしく話すことで，相手のつらい状況を笑い飛ばし，意図的に相手の注意をそらすことで気持ちを落ち着かせ，緊張緩和させるようにユーモアを活用する.

　精神科病棟では，専門的な知識を用いて患者の心情を理解するために，共感的・受容的な

態度で聞く必要なことが多い．その際，看護師には高いコミュニケーション力が必要で，ユーモアを用いた対応の活用，特に支援的ユーモアの活用が有効であると報告している[6]．また，支援的ユーモアには，相互の関係性の満足感や影響を強める効果があると述べている．

谷は，ユーモアの有無と相互の関係性の満足度について比較し，他者を笑わしたり，共に笑ったりするなど受け手が反応することで，送り手が自己の有能感を感じることができ，コミュニケーションの成立とより関係性を深めることにつながる[7]．

支援的ユーモアは，結果的にお互いの考え方や態度などを理解しあうことになり，不確実性や不安の低減が生じる効果がある．

3）攻撃的ユーモア

他者攻撃を動機づけとして表出されるユーモアで，人を攻撃することが目的である．具体的には人を傷つけたり，笑いものにすることでおかしさを生じさせたり，普段は言わないことを言って笑いを起こすものだが，利用の際は配慮が必要となるユーモアである．この攻撃的ユーモアには，他者への感情的サポート，葛藤マネージメントと負の関連性について研究報告があり，受け手の好みにより拒否的感情をもたらすことがある[6]．代表的なものとして「ブラックユーモア」や「からかい」などである．送り手は心理的な距離を縮めることを期待して攻撃ユーモアを行うが，受け手の感じ方によっては負の感情が生じ，良好な関係性を阻害する可能性がある．

人は，他人の醜さや滑稽さ，欠点などを「可笑しさ」として感じる所がある．ユーモアの送り手は，他人の醜さを感じることで，相手と自分を比べて「自己の賞賛」を導き優越感を感じるが，一方受け手は，気持ちを害することが伴う場合があり，攻撃的ユーモアの利用には繊細な配慮が必要である．

また，自分に矛先が向くユーモアとして，自虐的ユーモアがある．これは自分自身を対象として，攻撃して傷つけるユーモアである．自己の失敗や限界を面白おかしく話すことで，自分を貶めることで，受け手に自分自身を受け入れてもらうことを目的にして利用している．そのため自己客観視ユーモアとは，少し違いがあり，自分自身の認識評価が十分に行われていない特徴がある．受け手への心理的影響として，権利の主張と負の関連があることが示されている．また，加えて，状態不安を感じさせなくすることも明らかになっている[8]．

よって，基本的に看護の場面では，患者の支援を行うために用いるユーモアとしては配慮が必要なユーモアであると言える．以上，ユーモアによる心理的効果について状況を踏まえて説明を行った．

医療の場面でユーモアが用いられている状況は，緊張した入院生活に情緒的緩和や楽しい雰囲気づくり，悲観的思考の緩和など，患者との関係性の確立と精神的緊張の緩和の効果を見出すために利用している．そのため看護師が利用するユーモアは，遊技的ユーモアと支援的ユーモアが対象者の心の緩和につながりやすく，内容的に妥当であると考える．また，利用する場合は，利用すべきタイミングなのか，また利用する内容は妥当なのかなど，看護者側のユーモアセンスが必要であろう．

引用文献

1) 宮戸美樹ら：ユーモアの支援的効果の検討―支援的ユーモア志向度の構成―，心理学研究，67（4），pp270-277，1996.
2) 榊原　彩ら：医療従事者が患者に用いるユーモアに関する文献検討，日本精神保健看護学会誌，21（2），21-30，2012.
3) 清水晶子：看護師のユーモアと笑いおよびユーモアを用いたストレスコーピングに関する考察，笑い学研究，13，85-90，2006.
4) ロッド・A・マーティン，村野亮太ら監訳：ユーモア心理ハンドブック，北大路書房，2011.
5) 上野行良：ユーモア現象に関する諸研究とユーモアの分類化について，社会心理学研究，7（2），pp112-120，1992.
6) 上野行良：ユーモアの心理学　人間関係とパーソナリティ，サイエンス社，2012.
7) 齋藤彩乃ら：勤務時間内における看護師が出会ったユーモアと専門領域病棟のユーモアの特徴，看護総合科学研究会誌，13（2），15-26，2011.
8) 谷忠邦ら：ユーモアと社会心理学的変数との関連についての基礎的研究，対人社会心理学研究，8，129-137，2008.

参考文献

・雨宮俊彦：笑いとユーモアの心理学，ミネルヴァ書房，pp243-270，2017.
・アレン・クライン：笑いの治癒力　笑いにまさる良薬なし！，創元社，13-30，1997.
・牧野幸：説得に及ぼすユーモアの種類と量の効果（3），高松大学紀要，34，pp53-68，2000.
・森田亜矢子：心理的援助への笑いとユーモアの適応に関する研究の動向と課題―心理学療法，精神疾患，ユーモアと笑いのセラピーに焦点を当てて―，笑い学研究 25，pp17-41，2018.
・桜井茂雄：ユーモアのストレス緩和に関する研究の動向，筑波大学心理学研究，30，87-97，2005.

02 ユーモアの生理的作用

Ⅰ. ユーモアと身体の関係

ユーモアとは[1]，思わず笑いがこみあげてくるような，暖かみのある面白さである．上品な滑稽，洒落と辞書に書かれている．「おもわず笑いがこみあげてくる」という自然な笑いを指すのだろう．

ユーモアと病気について有名なノーマン・カズンズの著書「笑いと治療力」に，「ほんの10分ほど腹をかかえて大笑いしたことによって麻酔的効果が生じ，その後少なくとも2時間は痛みを忘れて寝ることができた」と体験談を著わしている．そして，同じ条件のもとで生活し膠原病を発症しない妻と自分のストレスの違いなどから，疲労した副腎の機能を回復させれば，病気そのものも治癒に向かうのではと考えた．

また，欲求不満や怒りなどのネガティブな情緒が副腎を弱らせるというハンス・セリエの研究を知り，その逆説を試みる中で膠原病にビタミンCの大量摂取の有効性を活用し，ビタミンCの服用とポジティブな情緒を持ち続け，よく笑うことを実施した．その結果，痛みを忘れて寝ることができた．さらに数年後，心筋梗塞を発症し体内のジョギングも禁止されたが，大いに笑うことで病気がよくなっていることを実感した[2]．

精神状態が身体の状態や機能に大きく影響することは，誰もが体験している．仕事や恋愛がうまくいっている時は，対人関係もうまくいき，前途はバラ色に輝いて見える．身体の調子がよく，食欲も旺盛，体力も充実しているが，仕事の失敗や失恋すると，希望が失われ，人生が真っ暗になる．身体がだるく，食欲がなく，消化器の機能も衰え，頭痛や動悸，時には微熱が出たりする．

個人的な体験であるが，嫌な上司と仕事をした後，全身に蕁麻疹が出て厄介なことになったが，知らず知らずのうちに血圧が高くなり，めまいを引き起こすことがあった．

精神的緊張は交感神経の緊張状態を伴い，それが長く続くと身体に有害となるため，緊張をゆるめ副交感神経優位の状態に戻すことが，人間生きていく上で必須である．緊張状態で交感神経優位な場合，血圧が高く，脈拍が早い，アドレナリンを分泌し続けている状態となる，俗にいう戦闘モードである．

志水は，緊張緩和の笑いが健康維持に不可欠であり，笑いは緊張を緩和させ，平常心を取り戻し身体のバランスを整えると述べている[1]．

ストレスと病気，病気とユーモアの関係は実際どのような関係があるのだろうか．ユーモ

ラスな話題を聞いた結果，笑いが生じる構造であるが，笑うことによる生理的な反応はどのような過程をたどるのだろうか．

II．脳と笑い・快と不快

「笑い」という言葉には，笑いの源となる楽しい感情と，その感情が顔面を中心として外部に表出する運動の二つの側面が伴う．冷笑する場合でも，その源となる意志と笑いの表情という運動があり，快の感情や意志は脳で作られるが，表情は脳の命令によって顔の表情筋が動いた結果である [4]．

笑顔が楽しい気持ちを作るのは，脳の血液の温度が関係している．脳の温度は，脳の動脈血と静脈血の間の熱交換によってほぼ一定に保たれ，自律神経の中枢である視床下部の真上にある海綿静脈洞が重要な役割を果たしている．顔の表情筋は，この静脈洞に入る血液の量を変化させ，また鼻から入る空気の量をも変化させる．

その結果，海綿静脈洞の血液の温度が変化し，快や不快の感情に関係する物質の量が変化する．微笑みの表情を作った時には温度は下がり，快の感情がわくが，嫌悪の表情を作った時は温度が上がり，不快な感情が沸いてくる．つまり，表情が感情を生み出すのである [5]．

III．脳とストレス，笑いとの関係

「笑い」も脳から発しているが，脳のどの部分から発しているのだろうか．笑いの中枢については，推定されているが確固たる証拠はないが，有力な手掛かりは，てんかんから得られている．てんかんは，様々な症状が発作的に起こるが，稀に笑いの形をとる発作が起こることがある．そして，脳に異常な電気活動が発生することによって発作が起き，この異常な電気活動は異常脳波として記録される．筋肉を動かす中枢を刺激するとけいれん発作となり，快感の中枢を刺激すると楽しい気分になる異常脳波が存在する [6]．

外部からのストレスは，耳，目などを通して大脳に入り，大脳皮質によってそれが有害かどうか判断される．例えば，夜道で突然見知らぬ人に出会った時に感じる恐怖，意地悪な上司に対する怒りも共に心的ストレスと判断される．そうしたストレスは，神経伝達物質によって直ちに大脳辺縁系に伝えられて視床下部へと転送され，自律神経系や内分泌系，免疫系の変化をもたらす．また，身体の内部からのストレス，例えば痛みや肉親の死による悲しみなども同じように大脳辺縁系を経て視床下部に至る．

外部からにしろ内部からにしろ，これらのストレスが強かったり，長期に及んだりすると，自律神経系や内分泌，さらに免疫系にも変化を及ぼし，病気を引き起こす．

怒ったり，イライラした時は，交感神経が興奮し，ノルアドレナリンやアドレナリンが血中に放出され，細い血管が収縮し血液の流れがスムーズでなくなり，血小板を刺激し血小板の凝集を促進したりする．これが度重なると，血管壁に少しずつアテローム（アテローマ）と呼ばれる病変をつくり，冠動脈の狭窄を起こし，さらに血液中の血小板が付着し，血栓になると心筋梗塞になる．

「笑い」は，怒りやイライラと対極にあり，怒りやイライラが心を支配した時は，心も身体の筋肉も緊張が高まってくる．緊張緩和の笑いを浮かべる，あるいは笑うと，心身の緊張がとれリラックスすると共に，交感神経の緊張もとれる[7]．

Ⅳ．脳の仕組みと笑顔の関係

人間の脳は，脳幹，大脳辺縁系，大脳新皮質の三層からできているが，中心部にある「脳幹」（延髄・橋・中脳）は，食欲，性欲など生物が生存するために必要な一番原始的な働きをする場所である．

「脳幹」の上に位置する「大脳辺縁系」（間脳・視床下部）は，喜怒哀楽の感情や記憶，音などを関知し判断する機能を司っている．また，人間と動物の共通の感情である情動や本能をも司っている．情動は，快い（喜び，満足を意味するpleasureの訳），不愉快，怒り，恐れといった4つの原始的感情のことである．

「大脳辺縁系」の上に位置するのが，「大脳新皮質」である．この部分は人間のみが持つ意志や理性を司っている人間らしい部分である．

「笑い」という行為の原点は，脳幹にあると言われ，その内部にある視床下部の近くにある快楽を関知する「A_{10}神経」が走っている．美味しい物を食べて満腹感を覚えた時，自然に微笑みが浮かぶが，これは食欲などの生存本能が満たされた時，「快の感覚」が脳幹に伝わって起こる笑いである．いわば，本能の笑いと言えるものでもある．

大脳新皮質の笑いは，繊細にして多様である．思いやり，自己防衛，賛成の意思表示など複雑な仕組みを持ち，「おかしくなくても座を保つための作り笑い」，「敵でないことを示すための協議の笑いを浮かべる」と言った笑いが，「ヒトの脳」による笑いを象徴し，大脳新皮質の働きによるものである[8]．

Ⅴ．脳を元気にする快感神経「A_{10}」

脳の中には沢山の神経があるが，他の動物にはない人間の神経系だけを走っている極めてユニークな神経があり，これが活発化すると「快い，気分がよい」という状態になる．この神経が「A_{10}神経」である．

大木氏（前信州大学教授）の研究報告から，脳幹のなかに喜怒哀楽を生じる2種類（A，B）の神経系が発見され，脳幹を出発点として大脳新皮質の中まで伸びていることが分かった．外側の2列をA系列，内側をB系列とし，A系列は脳を覚醒して快感を生む働きをする．B系列はA系列の活動を抑え調節する．そして，この神経系の神経伝達物質がドパミンであり，ドパミンは覚醒剤とそっくりな構造をしているため，体外からドパミンと似た覚醒剤が入ってくると薬に溺れやすくなる．また，統合失調症はドパミンの過剰分泌にあると言われ，「A_{10}神経」が余りに過剰活動しても問題が起こる．

「A_{10}神経」の走行は，内臓脳である自律神経センター，ホルモンや免疫のセンターでもある視床下部を通り，動物脳や情動脳と言われる大脳辺縁系に伸びていく．ここでは，好き嫌

いを決める扁桃核に入り，記憶する時に働き，海馬核へも枝を伸ばす．そして，匂いを感じる嗅結節と大脳新皮質直下にある大脳基底核へと進む．

大脳基底核は，細やかな表情を司る所で，認知症の高齢者が，いわゆる恍惚の表情を示すのは，大脳基底核が委縮し機能が衰えるからである．

次に，「A_{10}神経」はやる気を生む側座核に枝を伸ばすが，ここは大脳辺縁系の一部で，視床下部から分泌されるやる気のホルモンTRH (thyrotropin-releasing hormone) の受容体，情報を聞く耳が沢山集まっている．そして，最後に前頭連合野と呼ばれる大脳の前頭葉へたどり着き，前頭連合野の働きは新しいことを考え創り出す「創造性」が大きな役割となる．

人間の精神を知能，感情，意欲に分けて考えると，知能は前脳連合野から，感情は大脳辺縁系から，生きる意欲は視床下部から出てくると考えられ，三層の脳の構造と精神活動は一致した対応をし，それぞれを「A_{10}神経」系が連絡している[9]．

VI. 笑いが脳を活性化

神経外科医である中島氏[10]が，実験を積み重ね，笑いが脳を活性化させることを証明した．明らかに変化が現れたのは脳波であった．

50名の患者に落語を聞いてもらい，笑う前と笑った後の脳波の状態を調べた．安静・閉眼時（すなわちリラックスした時）には，後頭部位にアルファ波が，前頭部にはわずかにベータ波が見られた．目を開けたり，何か考え事をすると（すなわちストレスをかける），これが逆転しベータ波が増え，アルファ波が減少するというアルファブロッキングという現象が起きる．さらに，脳の働きが悪かったり，睡眠状態になった場合は，シータ波やデルタ波の徐派が主体となる．

落語を聞いた患者50人の検査結果，「面白かった」，「笑った」が74％で，リラックスした状態の時に後頭部で発生するアルファ波が増加していた．しかし，「ストレス」の象徴と考えられるベータ波が84％の高率で増加していた．これは，脳の機能から考え「脳の機能亢進」の表現と捉え，「笑うことに」によって「脳のリラックス」が起き，一方で「脳の機能改善」が起きていることが考えられ，「笑い」は脳には一見相反する作用を同時に起きていることが示唆された．また，脳梗塞を起こした場合，脳が損傷を受けた時に出るシータ波やデルタ波は，76.9％の患者で激減した．このような結果から「笑いは，脳をリラックスさせ，活性化する」ことが脳波の結果から示唆された．

さらに，脳内を流れる血流量を測定し，落語を大いに笑った後で，左右の前頭葉，側頭葉，後頭葉，大脳新部の8か所の血流量を測定した結果，64％が血流量の増加が見られた．23％が減少し，減少した患者は，落語が「面白くなかった」，「疲れた」という患者であった．増加した患者は全員「面白かった」と言い，血流量が増えていた．

血流量が左半球，「左脳」で増えていた（落語は言葉が優先されることでの笑い）．さらに，最も増加率の高いのは，大脳の深部，海馬・扁桃核の血流量が増えていた．

「面白くない」と答えた患者の血流量の低下は，前頭葉では圧倒的に右脳の低下が目立った．しかし，他の部分では左脳の方が低下して，不快という感情は大脳辺縁系の扁桃核で感

じている．大脳深部の血流量が減少することで，快の感じが低下し不快になったと考えられる．右前頭葉の働きが低下しているためだ．

　血流量の増えた人の中では，大脳深部の増量が際立っている．人間は，空腹になると血液中の「血糖」が低下し，「視床下部」が低血糖を感じ取り，この信号を大脳辺縁系「海馬」の「記憶の中枢」へ信号を送るのである．すると，海馬には自分で意識していない「無意識の記憶」が沢山収容され，この中には，まだ人間という種族に進化していない遠い遠い先祖の頃の記憶，すなわち空腹になると何か口から食物を摂取しないと「餓死」する→「自己の消滅」という記憶も蓄積されるので，この記憶が蘇りこの信号を隣の「扁桃核」へ送るのである．

　「扁桃核」は感情の中枢で，自己消滅の予感という「不安感や不快感」は「大脳新皮質」に送られ「泣く」という行為によって，この不安感や不快感を解消しようとする．そして，うまく「食物」が摂取でき血糖が上昇し，視床下部がもう食物摂取はいいという信号を発する．すると「海馬」は，これで自分の生命は確保されたという強い過去の記憶を思い出起こし，「扁桃核」は喜びの表現→笑いを起こさせる．この理論からすると，大脳深部→大脳辺縁系，特に「海馬」や「扁桃核」ということになる．とすれば，大脳深部の血流量の増加率が最大というのはもっともなことである．

Ⅶ．笑いが血流量を増やす

　血液中には，人体を構成している細胞が生きていくのに必要な「酸素」と「栄養素」，「免疫機構」や体温を保つ「熱」等が含まれている．全身の細胞は十分な酸素や栄養素をもらい，新陳代謝を行い，老化を防ぎ，外敵の侵入に対しても「防衛機構」を働かせ身体を守っている．

　しかし，何らかの理由でこの血管，特に動脈が細くなると，身体の末梢まで血液が十分に送られなくなる．結果的に，「老化現象」がおき，「免疫力の低下」が感染症やガンなどの病気を引き起こすことになる．血管が閉塞すれば，その血管から血液をもらっていた各臓器の細胞が死滅してしまう．また，「ストレス」が身体に及ぼす影響は「恐怖，不安，不快」であり，「ストレス」が身体に与える影響は大きく，全身の血管を収縮させ，全身に血液が回らなくなり，体調を崩すという構図になる[11]．

　ユーモアを感じることで，交感神経を抑え副交感神経が働くことになる．血管を拡張し，隅々まで十分に血液が行き渡り，病気を防げることが健康になるという理論になるのである．

参考文献及び引用文献
1）志水彰：[笑い] の治癒力，PHP研究所，pp14–126，1998．
2）伊丹仁朗：笑いの健康学　笑いが免疫力を高める，三省堂，pp114–117，1999．
3）松村明ら編：国語辞典第九版，旺文社，p1371，1998．
4）前掲3）p64．
5）前掲3）pp50–51．
6）前掲3）pp65–66．
7）前掲3）pp103–106．
8）前掲2）pp100–103．
9）昇幹夫：笑いは心と脳の処方せん　ユーモアから学ぶ健康学，リヨン社，pp90–92，1995．
10）中島英雄：病気が治る！？　病院のおかしな話　笑いは心と体のビタミン剤，リヨン社，pp114–130，2001．
11）前掲10）pp128–129．

03 ユーモアと免疫

I. 笑いの形態機能学的アプローチ

　笑うということは，健康を増進させ老化を遅らせ，寿命を延ばし，老後の活性化を高め疾病の予防にもつながる．笑いを大脳生理学からみると，人の笑いの表情はその人の心の表れである．

　中枢神経系の脳は，大脳（大脳皮質・大脳基底核），間脳（視床・視床下部・松果体・大脳辺縁系），脳幹（中脳・橋・延髄），小脳からなっている．わかりやすく言えば，人の脳は三階建てに例えることができる．下の階から脳幹，旧皮質，新皮質からなっている．特に脳幹は生命維持をつかさどり，意識とは無関係に身体の安定につとめている．

　脳幹には，呼吸調節中枢や自律神経機能に関する反射中枢がある．旧皮質には動物と共通の大脳辺縁系があり自律機能・情動・本能行動などに関与している．大脳皮質（新皮質）は脳の中で最も大きく目立つ部分であるが，生まれてすぐは未発達である．その後の環境や教育がこの新皮質の発達を促している（**図1，図2**[1]）．

　エンジェルスマイルといわれる赤ちゃんの微笑みや心の底からの大笑いは，左右対称の表情であるが，人は成長とともに理性をつかさどる新皮質が発達してくると情動をコントロールできるので，時に左右非対称な笑いになってくる．苦笑い，冷笑，含み笑い，顔で笑って心で泣いてといったものがこれに当たる．

　精神神経免疫学からみると，人は気が張っている時は風邪を引きにくいが，気が抜けたとたんに風邪を引いたりすることがよくある．このことは，体内の防衛システムである免疫系と心が密接に関連している証である．これにかかわる神経伝達物質の一つであるエンドルフィンが，ハリ麻酔の時に増加するという報告もあり，転んだ時にさほど痛く感じないのもこのためである．また，ジョギング時の心地よい状態もこの物質によると言われている．最近では，気分を良くするだけでなく，ガン細胞の増殖を抑える働きもあることが分かってきた．

　呼吸生理学の面からは，生命エネルギーを効率よく取り入れられる健康法としての呼吸法にはヨガや太極拳，丹田呼吸法，気功などがある．特に，気功の効果について千永昌（国際気功協会）が帝京大学の協力で行った実験では，気功を30分した後，白血球の貪食作用が33％上昇した結果が得られた[1]．

　肺は，吸息により空気が入ると肺胞壁からプロスタグランジン（PG）が分泌され，血圧を

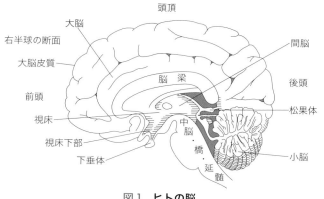

図1　ヒトの脳

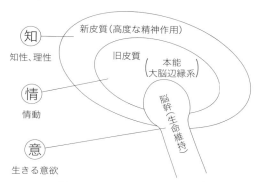

図2　ヒトの脳の三階建構造 [1]

下げ，怒りのホルモンと言われるノルアドレナリンの分泌を抑える働きをしている．ストレスが多くかかっている人は，呼吸が浅くて早くなる傾向があるので，ゆっくり長く吐く練習をすると，血管が拡張して血流が増加し手のひらの温度も上昇してくる．

　自律神経失調症の人でも，この呼吸法で手のひらが温かくなり，リラックスしてくるため脳波のα波が増加してくる．また，丹田呼吸法では姿勢を正しくしてまず息を吐き，お腹に両手をあててお腹の筋肉が硬く感じられるまで腹圧をかけて口から息を長く吐き続ける．これ以上できない所まで吐いたら，身体を起こして鼻からゆっくり吸っていく．つまり，腹圧をかけるところが深呼吸と違うのである．お腹に力を入れて息を吐きつづけると，普通の呼吸の10倍以上の腹圧がかかるので内臓の血行が非常によくなる．丹田とは，臍下三寸の所を言い，この呼吸法のポイントは息を止めてはいけないことにある．腹圧をかけて息を吐くのと同じものが，大声で歌を歌う，詩吟，朗詠，義太夫，読経，大声で笑うことなどは健康法として大変効果があがる良い例である．

　笑いを病気の治療に役立てようという米国の医師レイモンド・A・ムーディーは，「人生をユーモラスな観点から見ることができるよう医師が手助けするユーモア療法」に研究費を投じる方が，「毒性の強い化学物質をせっせと開発するのに天文学的な数字の金を使うよりももっと人々の役に立つ」と皮肉っている．腹式呼吸を更に進めて「呵々大笑（かかたいしょ

う）健康法」，「歌を歌う健康法」がもっと楽しく誰にでもできる方法として見直されてきている[2].

Ⅱ．笑いの免疫学的アプローチ

「病は気から」という諺にもあるが，このことは心と免疫との関係を示している．そばや卵などある種の食べ物を摂取した途端にアレルギーを起こす人がいるが，そばや卵と聞いただけで身体が反応してアレルギーを起こす人もいる．これは一種の条件反射とはいえ，不安を持つ精神状態が直接人の免疫系に影響を与えてアレルギーを引き起こす例と言える．

また，これらとは逆に効用のない薬をある病気によく効くと言ってその患者に投与すると，病気が快方に向かうことがある．これを「プラセボ効果」と称し心理学等にも応用されている．これらは心の持ちよういかんで免疫系を作用させる例である．こうした精神状態と免疫系との関係で注目されているのがストレスとの関係である．

生活の中で複雑で急激に変化していく心理的，社会的ストレスが病気の原因としてクローズアップされてきた．ストレスにはまず軽い憂うつ反応が出てくるが，この反応を示す人は心と身体の両方に症状が表れてくる．心の症状には特に不安や未来に対する不安感を持つようになる（表1）.

ストレスに対する処理の仕方も人によって違うが，憂うつ反応の他に，過敏性腸症候群や胃潰瘍や心筋梗塞になったり，ガンを患ってしまう身体の病気となって表れる心身反応と，もう一つは逃避反応である（図3）[3].

性格的には几帳面な人に多く，心の中で悩まず，ある日突然いなくなったり欠席したりするようになる．人がこの三つのどれに反応するかは，ストレスの質や性格，年齢，職業，生活環境によって違ってくる．時には一人の人に，二つのことが同時に出る場合もある．このように心理的・社会的ストレスによる精神障害への対応として，早期発見，早期治療が望まれる．

それでは，笑うことによってストレスが解消できるのであろうか．「脳内リセット理論」の吉野槇一が，「私は楽しく笑うと頭の中が真っ白になり，嫌なことなどすべてを忘れ，前頭葉から発する精神的ストレス刺激が無または減少するとともに，笑いの中枢ならびにその付近が興奮して，前頭葉からの精神的ストレス刺激の情報が下方に伝達されなくなり，神経，内分泌，免疫系の対話が一時的にリセットされ正常化に向かうのではないかと考えた」と述べ

表1 **軽い憂うつ反応における心と身体の症状**

心の症状	身体の症状
・憂うつ気分 ・おっくう ・面白くない ・不安 ・いらいら ・消えてなくなりたい ・朝の調子が悪い 　午後から夜は良い	・睡眠の乱れ ・食欲の低下 ・体重の減少 ・性欲の低下 ・自律神経性の障害 （頭痛，口渇，便秘等々多彩）

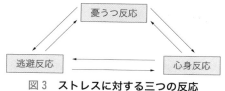

図3　ストレスに対する三つの反応

ている[4].

　また,「深い睡眠」,「涙して泣く」ことも効果があると述べている.現代社会はストレス社会といわれ,私たちの日常生活の中でも頻繁にストレスという言葉が飛び交い,いつの間にかストレスはあらゆる病気に関係しているという説も常識化している.本当にストレスが病気の原因なのか,また,笑えばストレスを緩和して病気の予防につながるのか.これらは経験的にわかっていたが,まだ十分解明されていない.

　鈴木一博らは,交感神経が免疫を調節する分子メカニズムの一端を明らかにしている.その研究結果は交感神経によるリンパ球の体内動態の制御が,ストレスが加わった際に完全防御という免疫本来の機能が損なわれる.つまり「ストレスによって免疫力が低下する」ことの一因となる可能性を示唆した.つまり,明確な分子の言葉で語ることが可能になると予想され,ストレス応答を人為的にコントロールするという,新しいコンセプトにもとづいた病気の予防,治療法の開発につながることを示してくれた[5].

　免疫機能の老化と免疫については,人は老化すると免疫系,神経系,内分泌系などの働きが低下してくる.つまり,老化によって免疫系に異常が認められるようになってくる.リンパ組織や形質細胞の増加,皮膚の変化と白髪化などが挙げられる.特に高齢者では,免疫細胞の数が減少するので免疫能力が低下する.

　また,年齢とT細胞との関係も老化と密接に関係している.リンパ球にはT細胞（Tリンパ球）とB細胞（Bリンパ球）があり,T細胞にはキラーT細胞（CD8陽性細胞）とヘルパーT細胞（CD4陽性細胞）がある.T細胞とB細胞は,それぞれ主に獲得免疫系で働くことになる.B細胞が分化して形質細胞になると,特別なタンパク質である抗体を産生できるようになるが,この抗体が細菌などの侵入物である抗原と反応することになる.このことを抗原抗体反応という.

　また,ストレスが存在すると交感神経が優位になってステロイドホルモンの分泌が増え,免疫能力を抑制するように働く.栄養状態が悪化すれば,細胞や抗体を新しくつくる材料が足りなくなるので,免疫細胞の数や機能の低下に結びつく.また,ガンの発生率が高まることも免疫機能の低下と関連していると考えられる.実際,加齢に伴う色々な器官の重量低下が機能の低下につながり,特に臓器の中で胸腺が加齢とともに機能を最も低下させている.更に,加齢によって抗原特異的な獲得免疫能力が低下していく.相対的に若い時に獲得された免疫記憶は保持されるが,新規の感染症に対する応答は低いことが多く,炎症が慢性化することも多くなってくる.

Ⅲ．笑いの医学的アプローチ

　笑うことにより，副交感神経が活性化し免疫力が向上するといわれている．中島英雄は「様々な実験を行ったが，笑いは人間の身体を副交感神経支配にする」という結果を出した[6]．さらに，脳波や神経伝達物質の実験結果から「交感神経支配もある程度増え，適度に活性化し，更に拮抗的に働くべき副交感神経支配，すなわち癒しも適度に行われる」と，不思議というよりある意味，合理的な作用を持っているのではないかと思われている．更に，「笑いには人間の身体や精神に対する一種の生体防御機構のような働きがあって，笑うことによってこれから防御する働きをするであろうと思われる結果が数多くみられた．したがって，人間が500万年の間進化してきた過程で滅亡しなかった一つの理由として「笑う」ということを獲得したおかげであるといっても過言ではないであろう」と述べている．

　また，安保徹は「笑いは究極のリラックス法である．副交感神経を最高に優位にしてくれる．笑いすぎるとよく涙や鼻水が出てくる．これは副交感神経が最大限の刺激を受けて分泌されたからである．笑いの反対に位置するのがストレスであるから，病気を治したり予防したりするためには，副交感神経を優位にして顆粒球の増加を抑え，活性酸素の大量発生を防ぐことである．そのためにはストレスの逆，つまり笑いが大きな効果を発揮する，落語でもお笑いでもなんでも結構である．是非，生活の中で笑いの機会を増やす工夫をして欲しい」と述べている[7]．

　上記のように副交感神経は，通常リラックスした状態では優位になってくる．また，緊急事態通過後に心拍数や呼吸を遅くしたり，血圧を下げたり，消化管運動を促進するなど，身体を元に戻す働きもある．交感神経とは逆で，エネルギーを保存するようにも働いている．

　笑いと免疫との関係では，人の身体には細胞やウイルスなどの異物が侵入すると，それを攻撃して排除する生体防御機構がある．これが免疫と言われるもので，文字どおり「疾病から免れる」ことである．免疫系の細胞は，細菌などを直接食べる貪食作用を行う．この作用は，自然免疫系の反応で体内への侵入後すぐに起こる．マクロファージやNK細胞や好中球などの食細胞の働きがこれに当たる．また，侵入した細菌などに感染した細胞を見つけ出して殺すのが主にキラーT細胞やヘルパーT細胞である．これらは獲得免疫系の反応で複雑な段階と過程を踏むため働き始めるのに時間がかかる．

　伊丹仁朗らは，「笑うと細菌やウイルスを攻撃するNK細胞が活性化し免疫力が上がるのか」という課題にもとづいた臨床実験を行った[8]．方法として，ガンや心臓病の人を含む20歳から62歳までの男女19人の血液を採取し，吉本新喜劇，漫才，落語を3時間聞かせた後，NK細胞が活性化したかどうかを調べてみると，測定できなかった1人を除いた18人のうち，13人の値が上昇していた（**図4**）[9]．

　このことは，笑うとNK細胞が活性化し免疫力が上がることが医学的に実証された臨床実験であった．ガンに対する抵抗力の指標の一つとなるNK活性は，笑う前に数値が低すぎた人もすべて正常範囲までアップし，高すぎた人の多くも正常近くの数値にもどった．つまり，大笑いをすることは心理的効果だけでなく，短時間に免疫系を正常化させる生理学的な効果もあることが分かった．注射で免疫能を活性化させるには3日以上かかるが，笑うことはと

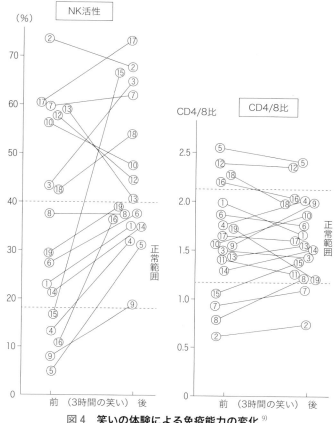

図4　笑いの体験による免疫能力の変化 [9]

ても即効性があることが示された.

　笑いは,免疫力を高める特効薬である.笑いは副交感神経を優位にし,大笑いをした時には涙や鼻水などが出てくることがある.これは,副交感神経が優位になったことによって排泄や分泌が促進されるからである.笑うことで,エンドルフィンが分泌され,気分も爽快になり,免疫細胞が活性化される.例えば,落語を聞いた後に,ガン細胞を攻撃するNK細胞が活性化することが分かってきた.

　大笑いの効用は,体温が上がり,エネルギー代謝が滞りなく行えるようになり,腹筋が筋肉痛になるのではないかと感じることさえある.笑いによる全身の筋肉の運動が起こり,熱が発生し,熱が血流によって身体を巡り体温が上昇する.体温が上昇すると,身体の中で起こる様々な化学反応や代謝を媒介する酵素の働きが良い状態になる.すると,食べ物からエネルギーを摂取したり,古い細胞を新しい細胞に入れ替えたりする反応がスムーズになる.このことは,疲れも取れやすくなり,結果的に病気を防ぐことができる.また,ストレスをためず良い食生活と適度な運動を続けていけば,人の身体は病気にかかりにくい免疫体質を作ることができる.

　笑いは,今や認知症の予防や憂うつ反応を示す人などにも効果的であり,副作用のない,一人で実行することができ,誰でもができるお金のいらない特効薬である.

第2章　ユーモアの効用

31

引用文献

1）昇　幹夫：笑いは百薬に勝る，美健ガイド社，pp3-64，2016.
2）昇　幹夫：笑いと健康，美健ガイド社，pp3-64，2016.
3）垣本　充編：生活文化論，さんえい出版，pp35-64，1995.
4）吉野槇一：脳内リセット 笑いと涙が人生を変える，主婦の友社，pp3-191，2003.
5）中井宏次：笑いとしあわせ，春陽堂書店，pp3-142，2017.
6）中島英雄：笑いとユーモアの科学，笑いの科学，Vol.1，p48，2008.
7）安保　徹：病気にならない体をつくる免疫力，三笠書房，pp3-238，2011.
8）伊丹仁朗：笑いと免疫能，心身医学 1994；Vol.34，p556，1994.
9）昇　幹夫：笑いと食と健康，芽ばえ社，pp3-93，2013.

参考文献

・上野川修一：からだと免疫のしくみ，日本実業出版社，pp3-142，1997.
・吉野槇一：笑いと免疫力 心とからだの不思議な関係，主婦の友社，pp50-72，2004.
・茂木健一郎：笑う脳，アスキー・メディアワークス，pp3-220，2009.
・船瀬俊介：笑いの免疫学，花伝社，pp2-274，2011.
・中井宏次：顔が笑う心が笑う脳が笑う，春陽堂書店，pp3-173，2013.
・昇　幹夫：笑って長生き，大月書店，pp3-138，2014.
・昇　幹夫：泣いて生まれて笑って死のう，春陽堂，pp2-214，2014.
・安保　徹：免疫力を高めれば薬はいらない，三笠書房，pp3-330，2015.
・昇　幹夫：笑いは心と脳の処方せん，二見書房，pp2-281，2015.
・安保　徹：疲れない体をつくる免疫力，三笠書房，pp3-234，2015.
・高柳和江：笑医力，徳間書店，pp2-173，2015.
・本庶　佑：がん免疫療法とは何か，岩波書店，pp2-210，2019.

04 ユーモアの治療的作用

　ユーモアは，日常生活に溶け込んでおり，ユーモアによって誰でも緊張がほぐれたり，心が軽くなったりすることは日常的に体験している．医療におけるユーモアは，笑いによって疼痛が緩和し，病気が回復に向かったという実体験をきっかけに，「ユーモア療法」あるいは「笑い療法」が補完代替療法の一つとして位置づけられている[1, 2]．ユーモア療法として，医療や福祉の場，小児病棟や高齢者施設などにおけるホスピタル・クラウン（道化師）の活動，落語や漫談，マジック，大道芸，コメディー映画や番組の上映，歌や体操，心理療法などへのユーモアの活用が行われている．

　ユーモアを活用した結果，笑いが生じる．その治療的作用には，生理的作用・心理的作用・免疫への作用がある（表1）．癌患者，慢性疼痛，自己免疫疾患，アレルギー疾患，精神疾患などを対象として，治療的作用が研究されている．

表1　ユーモアの治療的作用

・疼痛緩和
・呼吸器系，循環器系機能の促進
・脳神経機能の活性化
・全身の血流増加による消化吸収機能などの促進
・表情筋や呼吸筋をはじめとした筋肉運動の発生と筋肉の柔軟化
・肥満・高血圧・糖尿病・認知症の予防および改善効果
・免疫の活性効果
・アレルギー軽減効果
・意欲の高まり
・リラックス効果
・ストレスの軽減とそれから波及する集中力，記憶力，創造力などの向上
・心理的苦痛の緩和効果
・不眠・抑うつ状態の改善効果
・負の感情の浄化
・適応的防衛機制としての効果

　本項では，治療的作用を治すということに限定せず，健康状態を維持・回復したり，療養生活を安楽で快適なものにしたり，前向きな気持ちにすること，元来看護の中にある自然治癒力が発揮できるようにすることや，対象の強みにも注目し発揮できるようにすること，また近年，精神障害の回復支援にあたり注目されている，ストレングスモデル[3]の考え方も含むこととする．

Ⅰ．ユーモアを受ける側の効用

　ある患者（A氏）が，統合失調症と知的障害のため精神科病院に長期入院をしていた．ストレス対処能力が弱くちょっとしたことで考え込んでしまい，ネガティブな考え方になってしまうことがあった．ある日，作業療法の時間になっても参加しようとしないため，看護師が促そうとA氏のもとを訪れた．

　A氏は考え事をしていたようで，その内容を話してくれた．A氏の話を聞くと，更にネガティブな考えが強くなり，眉間にしわを寄せ，暗い表情で下を向き始めた．看護師はA氏が発する言葉にユーモアを交えて返すと，A氏の表情はパッと明るくなり，看護師が返した言葉を復唱しながら大声を出して笑った．

　そのことが転換点となり，A氏は考え込むのをやめ「作業療法に行ってくる！」と作業療法に参加した．A氏はユーモアを交えた言葉を受け取り，気分を晴れやかにすることで，解決が難しい悩みごとの渦を脱し，目の前の活動へと意識を向け，行動へと移すことができたのである．このようなかかわりは，医療福祉に携わる者であれば，日常的に実践しており，援助者はユーモアを受け取ることができる状態か，対象が理解できる状態かを見極めながら，ユーモアを提供していることだろう．

　ユーモアを理解できるということは，ソーシャルスキルとしての情報の受信技能，処理技能に関するコミュニケーション能力が発揮できている状態である．そして，ユーモアを受け取ることは，気分を晴れやかにしたり，沈んでいる気分を高めたり，リラックス効果につながる．その結果として，ぬかるみでスタックしている車が脱出するかのように，本来のその人らしい生活を取り戻すことになる．

　一方，ユーモアを受け取るということは，ユーモアを受け取る心の余裕があるということである．以前は，A氏に前述の場面のようにすぐにユーモアが届かないこともあり，ユーモア刺激を繰り返し送ることで少しずつ心をほぐし，最終的にユーモアが届くこともある．

　さて，次の患者（B氏）は，認知症による一人歩き（徘徊）がみられ家庭での介護が困難となり，精神科病院に入院をしていた．入院することで環境が変わり，B氏の混乱は強く，無言で無表情のまま徘徊を繰り返していた．看護師は，B氏の徘徊に付き添い見守ったりしていた．ある日，病棟で料理のレクリエーションをしていたので，B氏を誘うと無言のまま席に座った．

　その傍らで，患者も看護師も一緒になり，和気あいあいとユーモアを交え，笑いあいながら料理を盛りつけていた．すると，言葉を発することはなかったものの，B氏がニコニコと笑顔になった．入院して数週間，B氏が初めて笑顔になった瞬間であった．

　一見，働きかけに対する反応がないように見えるB氏であったが，B氏は間違いなく周りの環境からの刺激を受け取り，何かを感じながら日々を過ごし，レクリエーション場面での看護師や周りの患者のやり取りをユーモラスなものと感じ取っていたのである．

　笑顔が戻ったB氏を見て，医療チームはB氏の回復の可能性を感じ，より一層B氏が笑顔になれるようなかかわりに努めるようになった．B氏以外にも精神症状が不安定で混乱が激しい患者が，ユーモアを受け取れるようになる時，援助者は『回復の兆し』と感じるだろう．

そして，回復の兆しを感じた援助者は，折に触れユーモアを活用して，さらなる回復を促進する努力をすることになる．

Ⅱ．ユーモアを創出する側の効用

ユーモアを創出できるということは，どのようなことを意味するのであろうか．エリクソンは3歳から6歳位までの時期を「遊戯期」と名づけており，他者だけでなく自分自身をも笑うユーモアもこの「遊戯期」に根源があると述べている[4]．このような精神的な発達を経てこそユーモアを創出することができるのである．

ユーモアがユーモアとして相手に届けば，結果として笑いが起こり，緊張がほぐれ，その場の雰囲気が「良い方」に変化する．相手に受け入れられるユーモアを創出するためには，その場の文化や環境を含めた状況の把握と理解，受け取る側の立場，創出する側と受け取る側との距離感など，すなわちその場の空気を読み取り，その場に応じたユーモアを創出する力が必要である．

空気を読めなければ，ユーモアではなく，滑稽であったり，失笑を買うばかりでなく，かえって雰囲気を悪くし，相手に不快感を与え，負の感情を生み出すことにもなりかねない．つまり，ユーモアを創出できることは，空気を読む力があり，相手の立場になって創造力を働かせて，どうしたら相手に届くユーモアになるのかを考える力をもっているということである．また，相手に笑顔になってほしい，和んでほしいといった相手への気遣いができる，いわば，サービス精神を発揮できる状態ということになる．

人間が苦境に立った時，悲嘆にくれるか，その状況を受け入れ更にその状況の中からユーモアを見出すことができるかということは，その人の精神的な強さを表しているともいえる．オーストリアの精神科医で心理学者のV．E．フランクルが，アウシュビッツ強制収容所での体験を書いた著書，「夜と霧」の中に「ユーモアは，自分を見失わないための魂の武器だ！　ほんの数秒でも周囲から距離を取り，状況に打ちひしがれないために人間という存在に備わっている何かなのだ！」という言葉がある[5]．

人間は，孤独な状況，絶望的な状況，自分自身の存在を脅かされるような危機的な状況においても，自分の中に自分を客観的に見る立場の自分をつくりだし，自分を対象化する．そうして，決して自分を蔑むことなく，置かれた状況からユーモアを創出することは，自分自身を保つ，いわば自己保存的な精神活動なのである．

さらに，フロイトがユーモアは高次の適応的防衛機制であり，「ユーモアが，自分を苦しめそうな現実をわが身に近づけないようにする機能をもつ」と述べている[6]．つまり，トラウマとなるような体験を遠ざけたり，傷ついたり苦悩することから自分自身を守る働きである．

関節の手術を受け，安静療法が必要な女性患者C氏が，排泄を他人にゆだねなければならないことに強い苦痛を感じていた．運動量が減り，安静療法のストレス，排泄を依頼することへの遠慮など様々な要因が重なり，排便が困難な状態となった．そんな時，看護師とC氏との間で，出産経験のあったC氏の妊娠出産になぞらえて，おなかの状況を話すようになった．

交代勤務で間を開けて出勤した看護師がC氏を訪れると，C氏が開口一番「無事うまれたのよ！　立派な子が！！」と報告してくれ，無事排便があったことを二人で喜んだ．療養生活では，セルフケアしてきたことを他人の手にゆだねることは，尊厳やプライドを脅かされる状況になる．そのような状況に置かれた時，ユーモアによって自分を保つことができるのである．

このようにユーモアを創出することは，自ら生活のメリハリやゆとりを生み出すのみならず，生きがいや生きることへの希望，生きようとする力につながる効果がある．

Ⅲ．ユーモアとストレングス

ユーモアは，受け取るにしろ，創出するにしろ，そのことから不安や緊張が緩和され，ストレスが軽減し，その結果，本来その人が持つ力が発揮しやすくなる．その人の「強み」，つまり「レジリエンス」に焦点を当てるストレングスモデルの考え方[3]では，「強み」には困難や逆境を乗り越える心の回復力，つまり「レジリエンス」が重要とされている．レジリエンスは，洞察力，自立性，関係性，自発性，創造性，ユーモア，倫理観の7つとされている．

「笑い飛ばす」という言葉があるが，ユーモアにより，健康障害やその他の障害から生じる困難や逆境があったとしても，その状況を深刻に受け止め問題とするよりも，利点としてとらえる「ピンチはチャンス」という発想は，フランクルが「ユーモアもまた自己維持のための闘いにおける心の武器である」と述べている[7]ように，困難をはねのける大きな力になるだろう．

浦河べてるの家で行われている当事者研究[8]は，医学的に病名をつけられ，その病気に飲み込まれてしまうのではなく，どのように程よい距離感で病気と付き合っていくか，自分自身の人生の意味・価値として取り込んでいくかという自分自身を主軸におく見方をする過程で，ユーモアをもって当事者研究をすることで，問題や困難を背負い込むのではなく，心の荷を下ろすことで，本来その人が持つ力を活かし，生き生きと生活することにつながる効果がある．

Ⅳ．社会的な効果

ユーモアが人と人との関係性に及ぼす効果は，コミュニケーションの円滑化，つまり，人間関係を円滑にしたり深めたりする社会的な効果である．初対面や会議などで張り詰めた空気が流れている場面を解きほぐすことをアイスブレーキングという．アイスブレーキングには様々な手法があり，ユーモアを用いることもある．また，かかわりのきっかけや相手を引き付けることとして「つかみはOK」という言葉もある．ユーモアを対人関係の初期に用いることで，関係性が和み，距離感を縮め，めざす方向に向けて協同していく関係性へと発展するための糸口とする効果がある．

組織活性化のためのマネジメント方法として「フィッシュ！　哲学」という考え方がある[9]．離職率の低下，スタッフ・顧客双方の満足度の向上，組織の人間関係の改善，組織目

標の達成をねらいとしており，取り入れている施設もある．「注意を向ける」，「遊ぶ」，「喜ばせる」，「態度を選ぶ」という4つの行動原則があり，「遊ぶ」，「喜ばせる」にはユーモアが発揮されることから，ユーモアには組織集団の結束力を高めたり，集団への所属感や帰属意識，集団に所属する満足感，人間関係の円滑化を図る助けとなり，その結果，社会的環境への肯定的な影響をもたらし，集団の目的達成を促進する効果につながるのである．

文献

1）バリー・R・キャシレス，浅田仁子ら訳：代替医療ガイドブック，春秋社，2000.
2）ノーマン・カズンズ：笑いと治癒力，岩波書店，2001.
3）チャールズ・A・ラップら，田中英樹監訳：ストレングスモデル第3版，金剛出版，2014.
4）E・H・エリクソンら，村瀬孝雄ら訳：ライフサイクル，その完結増補版，みすず書房，pp104-112，2001.
5）V・E・フランクル，霜山徳爾訳：夜と霧，新装版，みすず書房，2002.
6）高橋義孝ら訳：フロイト著作集第3巻，人文書院，pp406-411，1989.
7）前掲5）pp131-132.2002.
8）浦河べてるの家：べてるの家の「当事者研究」，医学書院，2005.
9）S・C・ランディンら：フィッシュ！―鮮度100％ぴちぴちオフィスの作り方，早川書房，2000.

第3章 ユーモアと非言語的行動の関連性

01 ユーモアと表情

ユーモアには，言葉と表情，行動が伴うものであるが，ユーモアを活用したかかわりをより効果的に展開する場合，表情と感情の関係，また表情がどのように変化するのか，その違いについて知る必要がある．

Ⅰ．表情と感情との関係

表情には，その人の感情が現れ，また額には全身の緊張が表出されるが，まず感情に伴う表情の変化について述べる．

1）驚き（予期せぬ出来事と予期に反した出来事から起こる）

驚きは，穏やかなものから極端なものまで強さの点で様々であるが，それは出来事の性質に依存するとエクマンは述べている[1]．驚きの感情は，心地よさの観点から中性的なものであり，肯定的な感じを与えたり，否定的な感じを付与するのは，それに引き続く感情によるものである．

驚きの感情経験自体は，ごくわずかな時間であり，この経験に引き続いて別の感情が生ずるために，顔に驚きと後続の感情の混合した表情が示されやすい．顔の下部いっぱいに歯をむき出した口形のまま，驚きを示す両眼を大きく見開いた表情が暫時示されることも起こる．驚きで隆起した眉が，瞬時にせよ恐怖の時の後方に引っ張られた口と一緒に表われることがあるかも知れない．

また，驚愕反応は，驚きの最も極端な形であり，顔貌上驚きとは異なる．目をぱちくりさせ，頭は反り返り，唇は引っ込められる．そして，「飛びのく」ような動作が伴う．

2）恐怖（身体的にも心理的にも危害を受ける前に起こる）

恐怖には懸念から恐慌状態まで強さに違いがある．恐怖の強さは両眼に現れ，恐怖の度合が増すにつれて上瞼の隆起と下瞼の張り具合が増す．口の広がり具合と開く程度は恐怖に応じて増大してくる．

3）嫌悪（排除反応と回避反応がある）

嫌悪は忌避の感覚で，嫌悪感は排除反応と回避反応を含み，嫌悪の対象が取り除かれるか，

それが避けられるかのいずれかである。嫌悪には強さの違いがあり、悪心や嘔吐のような強い嫌悪の反対の極には、嫌悪の対象から顔をそむける程度の軽い嫌悪がある。上唇は持ち上げられ、下唇は持ち上げられるか下げられる、鼻には皺が寄る、下瞼は押し上げられ、眉は下がるのが特徴である。

4）怒り（危険な感情）

怒りは、活動への干渉、目標追及に対する干渉によるフラストレーションから生じる。干渉者が、恣意的で不公平で、かつまた悪意をもって行動したと思われる時、怒りは生起しやすく、より一層激しいものとなる。フラストレーションを与えるのは、人間とは限らず、あなたの妨害をする自然の出来事に対して起こることがありえる。これは突然の自然災害で自分の家や家族、自分自身が脅かされた際、生き延びたと感じたあと、こみ上げる怒りが襲ってくる。眉は下がり引き寄せられ、そして眉は緊張している。じっと刺し貫くような厳しい目つき、上唇と下唇が閉じてくっついた口、開口した四角の口が特徴である。

5）軽蔑（人々の行為に限られる経験）

軽蔑には、軽蔑の対象を見下すという要素がある。人あるいは人の行為を嫌い軽蔑感を持つのは、そういう人たちに対する優越感があるということである。軽蔑の対象は、嘲笑する側を楽しませ嘲笑される側に苦痛を与えるある種のユーモアの活用により、失敗に対する嘲りを受けがちである。軽蔑の顔貌は、唇を閉じた嫌悪をあらわす口の変化で示される。

6）悲しみ（苦痛が伴う受動的な感情）

悲しみとは、喪失、失望、絶望による苦しみである。悲しさの強さは、ちょっとした憂うつの感情から悲嘆の時に感じられる極端な悲しみまで様々である。また、悲しみの強さの質は異なり、静かで言葉で言い表されることは少ない。悲しみの顔貌は、顔面の筋肉の張り具合が失われる以外に、悲しみを表す顔の手掛かりが見られない。眉の内側の両端が上がり、引き寄せられる。上瞼の内側の両端も引き上げられ、下瞼も上がっているように見えるかも知れない。唇の両端は引き下げられるか、震えているように見える。

7）幸福

幸福の表情の強さは主に唇の位置で決まる。その唇の位置は、普通、深く刻まれた鼻唇溝と、下瞼の下のはっきりした皺を伴う。歯を見せ、にこっとした笑いが見られ、鼻唇溝も明白であり、眼の下に多くの皺ができ、眼も一段と細くなる。また、頬が少し持ち上げられるため、顔が多少丸く見えることもある。幸福は驚きと一緒にでることがありそれは思いがけない喜びを示すことになる。

Ⅱ．表情の変化の違い

エクマンは、表情は人がその気になれば修正でき偽装可能であると述べており、髪型（前

髪を長くする→額のしわがわからない→驚愕や怒りがばれない），サングラス（視線の先がどこにあるのかがばれない），マスク（口元の表情が相手にばれない），ひげ（貫禄や威厳，男らしさを感じさせたい，輪郭がわかりにくいなど），美容整形などを挙げている．

　確かに，①静的なもの，②ゆっくりしたもの，③素早いものは，これらの方法で偽装し，自分の気持ちを相手に知られずに済みそうだ．そして，顔は，単に多重信号システム（3タイプ）だけでなく，多重通信システムであるとし，顔は，感情，気分，態度，性格，知能，魅力性，年齢，性，人種，そしておそらくこれ以外の事柄に関するメッセージも伝えることができるとエクマンは述べている．

1）静的なもの

　永続的な顔の諸相として，皮膚の色，顔型，骨格，軟骨，脂肪質の沈殿量，顔の目鼻立ち（眉，眼，鼻，口）の大きさ，形，位置で表される．

2）ゆっくりしたもの

　時間とともに徐々に生ずる顔貌の変化として，しわ，筋肉の張りの変化，皮膚組織や皮膚の色素の変化など，成熟味をおびた味のある表情ともいえる．その人のこれまでの生き方を表しているような表情とも言える．

3）素早いもの

　顔の筋肉の動きで生み出される表情として，顔貌が一時的に変化し，顔の目鼻立ちの位置や形が変わり，一時的なしわなど，数秒間など秒速で顔に現れては消えるように，とても素早い変化のある表情と言える．エクマンは，「素早いもの」のなかに，微表情（micro-expressions）と巨視表情（macro-expressions）の2つをあげている．
①微表情（micro-expressions）とは，顔の表情のなかには大変素早いものがあり，わずか一秒の何分の一あらわれるだけの表情で，大抵の人たちはこれを見落したり，その重要性を認識できないでいる．
②巨視表情（macro-expressions）とは，ごくありふれた表情のことであり，この表情は数秒ほどしか続かないことがしばしばである．もしそれほど続くのであれば，その表情は激しいものに違いないと述べている．
　ユーモアのある人は，相手の微表情を観察したり，相手の表情に対して，ユーモアの内容を変えたり，自分が発したユーモアに対する評価を観察していると考える．そして，自分が周りからどのように見られているのかも俯瞰しながら観察もしているだろう．

Ⅲ．ユーモアをより効果的に進める表情

　ユーモアを伝える際，失敗しがちなのは，相手がユーモアだと認識できる知識を持ち合わせているかが大事であり，理解されないと怒りを買うこともある．ここでは，相手がユーモアだと理解してもらえることを前提とし，雨宮が述べるユーモアスタイルの4段階（親和的

ユーモア，攻撃的ユーモア，自己高揚的ユーモア，自虐的ユーモア）の視点から [2]，ユーモアを用いた効果的なコミュニケーションについて感情面を考慮しながら検討する．

1）親和的ユーモア

ともに笑うユーモアであり，くすぐり，いないいないばーなど，身体的な笑いに近く，子どもの遊びの世界と同様である．童心にかえって顔全体で表情豊かに互いに笑い楽しむユーモアであるし，ジョークを言って人を笑わせることに楽しみを感じている．

〈効果的なユーモアへの活用〉

小児科で勤務する看護師は，病児の成長発達を促進するかかわりが必要である．そのため，看護師には，様々な症状がある病児に対し安全にそして安楽に遊ぶ技術が必要となる．また，ともに笑うユーモアは，看護師自身も心から楽しみながら笑う．「幸福」の表情は，歯を見せ，にこっと笑い，眼の下に多くの皺ができ，眼が一段と細くなる顔貌である．この表情を見た病児は，看護師が楽しそうにしていることを認識し，さらに安心して顔全体で表情豊かにその時間を楽しむといった相互作用が生じ，その病児の表情を見た看護師が癒されるという相乗効果もある．また，親和的ユーモアは，その楽しそうな場面を客観的にみている人々も間接的に癒されることになる．

2）攻撃的ユーモア

親和的ユーモアのように，ともに笑うユーモアとは対照的な人を笑うユーモアである．人がミスしたらからかうことであり，冷やかしなど他者を攻撃する．皮肉さや，滑稽さにも近い．滑稽さは変な顔や，変なしぐさなどが含まれている．

〈効果的なユーモアへの活用〉

攻撃的ユーモアは，ユーモアを受信する相手（Jokee）から怒りや嫌悪感を抱かれるため，良好な対人関係を成立しにくい状況となる．人の失敗に対し軽蔑するユーモアでもあり，自分自身もすっきりしないコミュニケーションの方法と言えよう．患者は不本意な入院によるストレスや治療に対する不安から自分の身近にいる看護師に対し，処置の失敗などをきっかけに攻撃的ユーモアを言うことがある．

このような時には誠意をもって謝罪することが大切ではあるが，人格までをからかわれた時には，微表情で怒りと悲しみが混在した表情（眉の内側の両端が上がり，引き寄せられる）が，その場に居合わせた別の看護師（Audience）は見えるかも知れない．

患者に謝罪し落ち着いたように見えた場面だとしても，その微表情をみのがさず，その場を離れて，攻撃的ユーモアに対処できていたことに支持をすることが必要だろう．誰かに自分の苦しみに気づいてもらえることは支えになるのである．

3）自己高揚的ユーモア

1人で自分自身の経験しているストレスフルな出来事を省察することであり，自分自身への優しさや，自身の逆境を笑うユーモアとなる．この自己高揚的ユーモアは，自分自身のこころのなかで自分自身を元気づけ，励ますユーモアである [3]．

〈効果的なユーモアへの活用〉

　　自己高揚的ユーモアは，その人の中で起きているユーモアであり，ユーモアの受信者（Jokee）は，自己高揚的なユーモアとは認識できていない場合もあるだろう．しかし，明らかに落ち込んでいる時や，困難な状況にも関わらず，自分自身を振るい正して，口角を挙げ歯を見せながら明るく笑っている人に対し，ユーモアの受信者は，明るく気分をあげようと努力している姿を認識して，一緒に口角を挙げ，笑って同じ時を過ごすことはユーモアの発信者に対し最大の励ましとなろう．

4）自虐的ユーモア

　　自己の失敗や限界を笑うことであり，逆境を笑うことや，自己を笑うなど，自己客観視のユーモアと似ている．自虐的ユーモアは，自己を貶めることによって他者に受け入れてもらうことを目的としているため，相手が楽しんでくれると自分の失敗談をたくさん話しても構わない．また，自分自身を理解していて，ユーモアのネタを過去のことにして笑いに転換できる方法であるとも村木は述べている[3]．

〈効果的なユーモアへの活用〉

　　自虐的ユーモアは，その内容によりユーモアの発信者（Joker）の表情は変わる．過去の失敗談を話す際，真剣でかつ悲しみの表情（顔面の筋肉の張り具合が失われる）で話始め，途中からふっと幸福な表情に変わる人もいるだろう．このコミュニケーションでは，ユーモアの受信者（Jokee）は，好奇心をもって「それで？　どうなるの？」など相づちを入れながら会話を促進することが大切である．その様子をみながら発信者（Joker）は，受信者（Jokee）に受け入れてもらっていると認識し，安心して自分の失敗談を話し続けることが可能となる．

　　デーケンは，非常につらく苦しい状態にあっても，それにも関わらず，相手に少しでも喜んでもらおうと，ほほえみかける優しい心づかい，これが愛と思いやりに満ちたユーモアの原点であると述べている[4]．柏木は，ホスピスに勤務中に患者が医療者側の疲れをユーモアセンスで癒してあげよう，いたわってあげようとしてくださると述べ，それを「いたわりのユーモア」と言っている[5]．

　　柏木は，少しずつ弱ってきている患者に「だんだんあっさりしたものしか食べられなくなってきた・・」と言われ，「元気なときは何がお好きでしたか？」と聞くと，患者は「お金」と答える．思わず笑いが出るが，場をなごませた患者自身の思いやりに気づき感動へと変わっていく．

　　この時の患者の表情は記載されていないが，おそらく，穏やかで幸福な表情で，答えたのではないだろうか．決して大声で笑うことなく，静かに終末期で痛みと苦しみの中にあるにも関わらず言えるユーモアは，スピリチュアルペインから回復し，自らの死を受け入れているからこそ言えるのだと考えられる．

引用文献

1）P・エクマンら：表情分析入門，誠信書房，pp15-19，pp50-51，p74，1987.
2）雨宮俊彦：笑いとユーモアの心理学，ミネルヴァ書房，pp266-268，2016.
3）村木美有ら：日本人向けユーモアスタイル質問紙の作成とユーモアの心理的効用の検討，桜美林大学心理学研究，6，pp19-32，2015.
4）アルフォンス・デーケン：ユーモアは老いと死の妙薬，講談社，pp35-36，1995.
5）柏木哲夫：生きること，寄り添うこと，いのちのことば社，2012.

参考文献

・星野命ら：オルポート　パーソナリティの心理学，有斐閣，p70，1982.
・平澤久一監：表情看護のすすめ，メディカ出版，2014.

02 ユーモアと動作

I．動作とは

　人間は他者と相対した時，まずその人が醸し出す身体全体の雰囲気を，次いで顔の表情，目つき，首・頭・手指の動かし方，腕や脚の組み方などから，その人の感情や考え，思いがどのような状態にあるのか一瞬にして判断するのが一般的である[1]．

　動作は，人間が意図的に自分の内面的・感情的なメッセージを外界に伝達するものであるが，日常のコミュニケーションの55％が，言葉でなくボディー・ランゲージで行われていると言われている．ボディー・ランゲージは自分の意図とは関係なく感情や意思，気分などが動作に表われる身振りで，話し言葉とはお互いに補い合うものである[2]．

　動作について，広辞苑（第6版）には「事を行おうとして身体を動かすこと，またその動き，立ち振る舞い，挙動」と記述がある．動作は，身体全体から手や腕，足や脚を動かす大きい動きから顔のちょっとした動きや瞬き，口唇の動き，頷きなど小さな動きまで多種多様である．そうした大きな動きから小さな動きに附随する諸々の動きが含まれる．立つ，座る，しゃがむ，横臥するなどの静止状態，動くなど人がとる様々な身体の動きや姿勢の全てを意味している．

　一方，患者の存在を無視して，ベッド脇で医師と看護師が患者の病状について，あるいは看護師同士で私的なことを無神経に話し合う場面を見ることがある．正に，患者を「非人格的」な扱いにした許しがたい集団による挙動（動作）と言えよう．相手を「非人格的」に扱う背景には，相対する自らを優位な存在と自任し，感情を傷つける気遣いがないことから生ずるもので注意する必要がある．

Ⅱ．動作による表現

　人が示すちょっとした無意識的な動作に，その時のその人の様々な心理状態が投映される．それらは，その人の思いや考え，色々な感情，つまり不安や恐怖，驚愕，脅威，反撃，怒り，不快感，動揺，思案，喜び，悲しみ，悔しさ，卑下，敵意，反抗，無関心，ストレス，防衛などである．また，頬や眉，口に手をやる動作の意味をほとんどの人が知っているように，言葉の代わりに動作（代替言語動作）を使った表現の意味を知る必要がある．また，動作は，適応したり，表現したり，防御したりする機能を持っており，あるものは意識的で，

あるものは無意識的である.

　お互いに話しを交わす時，右を見たり左を見たり，上を向いたり下を向いたり，瞬きしたり，眉を上げたり，唇を噛んだり，鼻を触ったりするが，こうした動作はそれぞれ話の内容と密接に関係している．相手から顔を背ける動作は，話しが終わったというしるしで，何か他のことに関心をそらしたいという欲望を意味している．つまり，動作は一種のメッセージと言えるが，同じ人が同じ動作を何度も繰り返すのが常である．したがって，動作の変化を見て一方的にこういう意味だと決めつけてはならない.

　医療・看護の場では，患者が言語的な表現よりも非言語的な表現をすることが多いが，病状や精神状態，対人関係のありようなどが反映され，それが動作の中に表現される．一方，看護師の場合も，患者の言動に対して言語的にも非言語的にも様々な反応を示すが，その時の心理状態が動作の中に表現されている．このように動作は，患者および看護師の心理状態をとらえる上で極めて重要な指標となるのである[1].

Ⅲ．動作と心理状態

　患者が示すちょっとした表情や仕草と言った動作は，疾患や症状，精神状態によってそれぞれ違った形で表現されるが，逆に言えば，動作から患者の症状や状態を推測できる[1].

1. 正真正銘の笑顔（ジーニアススマイル）：ユーモア，陽気，謝罪，防衛，弁解
2. 眉間の皺：苛立ち，何かへの集中，警戒，驚き，恐怖
3. つり上がった眉：恐怖
4. 緊張した瞼：怒り
5. 持ち上げられた下瞼：悲しみ
6. しし鼻：興奮，怒り
7. 鼻の皺：嫌悪
8. 頬や顎をなでる：不安，自信喪失，思案，鎮静
9. とがり口：不満，警戒
10. しかめ面：不機嫌，不快，苦痛，警戒
11. 開いた口：放心，無関心，集中，驚き
12. 唇の一端の隆起：軽蔑
13. 咳払い，身体の動きと揺らし：話と行動の出だし，自己存在の主張
14. 手の握り：怒り，攻撃態勢，反抗，拒否，警戒，緊張
15. 脚の組み方：相手の受け入れおよび拒否の意思表示
16. 緩慢な動作：躊躇，嫌悪，嫌み，反抗
17. 貧乏ゆすり，足踏み，立て続きの喫煙：苛立ち，強迫的
18. 指しゃぶり：ストレス，焦燥，不満
19. 手で口を覆う：動揺，不安の鎮静
20. 手指の唇や舌へのタッチ：満足，安心，喜び
21. 頭を手で抱え込む：困惑

22. 後ろに引いた肩：鬱屈した怒り
23. すくめた肩：不安，恐怖
24. 沈黙：抗議，反抗，無視，緊張
25. 両腕の組み方：尊大，威厳の保持，相手への見下し，拒否の態度，不同意，防衛反応（守り）

　　両腕の組み方には，左腕を外側に組む人と右腕を外側に組む人の2通りがある．左腕が上にくる人は右脳の働きがよく，直感的で芸術性，創造性に優れ，右腕が上にくる人は左脳の働きがよく，論理的で判断力に優れていると言われている．腕の組み方は，右利きとか左利きかだけではなく，もって生まれた遺伝的な特徴なのである[2]．

Ⅳ．動作の分類

　　人体の動作をさす場合は，①顔の表情，②身振りと胴体，頭，脚，足，腕，手の諸動作，③立ったり，座ったり，動いたり，静止している時の人体の姿勢などを意味するが，ポール・エクマンらは人体の動作について，以下の5つに分類している[3]．

1）表象動作

　　言葉の代わりになる動作で，コミュニケーションが困難な場合や不可能な場合に用いられる．例えば，捕手が投手にサインを送る動作，また相手の意見に同意できない時，直接言葉で言いにくいため首を左右に振る場合などである．誰しもが日常的にこの動作によるメッセージを交換しているが，文化形態や地域によっては，手指の差し出す動作が相手を侮辱したり，卑猥な表現となる場合があるので注意する必要がある．

2）例示動作

　　話し言葉に密接に関連し，メッセージ内容を説明する動作である．人から道を聞かれた時，指でその方向を指し示す動作，賛否の際の頷き，首を振る動作はこれに該当する．ごく自然にかつ容易に話し言葉に附随するが，万国共通のものと考えてはならない．文化や社会によって異なるので注意しなければならない．

3）感情（情動）表出動作

　　前記2つの動作よりも自然発生的で，人の意識によって規制されない，主に心にある感情などを表現する顔の「表情」である．言葉によるメッセージを補強したり，増幅したり，裏切ったりすることがあるが，顔の表情は必ずしもそれに合わせることができないのである．
　　例えば，正真正銘の笑顔（ジーニアススマイル）は，意識的に作ることができないので，目の周りのシワで作り笑いなのか見分ける指標となる．

4）言語調整動作

　言葉によるコミュニケーションを監視し規制する動作で，話の内容を聞き手が理解し受け入れているかどうかを知らせるために必要な反応を提供してくれるものである．この動作は，無意識のうちに送・受信されるが，話し言葉を習得する際に潜在意識的に同時に身についてくる．「右へならえ」現象で，グループ内では自分が同意する相手の姿勢を模倣することが多いと言われている．

5）適応動作

　何気なく行っている断片的な動作で，自分自身や他者に対する否定的感情に密接に関連する動作である．身体を揺らす，話しながらペンを弄ぶ，手指や毛髪をいじるなど意味のない動作をし，相手に悪い印象を与えてしまう．この動作の大半は幼児期に発達し，模倣によってあるいは生得的に習得される．

V．動作によるユーモア

　医療・看護の場では，患者は病苦がもたらす死の不安や苦痛，また孤独な世界に心をもがき続けていることでしょう．そんな時，看護師が日常的なかかわりの中で，ちょっとしたユーモラスな心温まる言葉と動作を交えることによって，患者はどれほど救われ，生きるエネルギーを得ることになるのか．

　しかし，看護師がユーモアを活用したかかわりをしていると思っても，患者が否定的な精神的・身体的状態にあれば，決してユーモアを解せる気にはならないことを知る必要がある．ユーモアには，遊戯的ユーモアと支援的ユーモア，加えて攻撃的ユーモアがあるが，前者2つに関する事例を紹介する．

　遊戯的ユーモアは，陽気な気分，雰囲気を醸し出し，自己や他者を楽しませることを動機づけとして表出されるユーモアである．気分や雰囲気を明るくするため，気分転換をもたらす性質が強い．患者の状態によっては，だじゃれなどのユーモアを介して患者のそばに寄り，顔を覗き込みながら，にこやかな表情と笑いを期待した眼差しを活用しながら対応をするものである．

　一方，支援的ユーモアは，自分や他者を励まし，勇気づけ，心を落ち着かせるなど主に日常生活の中で見られるユーモアである．看護の場面では，病状による苦痛や不安など患者の状況を判断しながら，最近の話や趣味などのユーモラスな出来事を引き出し，かかわりを展開するものである．

　さて，動作を活用したユーモアの事例である．54歳女性，うつ状態にて終日ベッドに壁際を向いて横臥し，看護師の問いかけに寡黙的で，入浴や洗面など日常生活行動の介助を要していた．早期の自立を促す看護目標にしたかかわりも遅々と進まない．

　ある日の朝，ベッド周囲の整理整頓時，看護師が「おはようございます，気分はいかがですか？」と話しかけながら目を大きく開き，肩をすくめたおどけた表情を見せ，ベッドブラシを顔の横で左右に振り振りして患者の顔に近づいた．すると，患者がほんの一瞬くすっと

笑い出した.

　その後，時々ユーモラスな動作を交えたかかわりを展開すると，患者が徐々に心を開き話すようになり，日常生活行動も自立へと変化していった.

引用文献
　1）平澤久一監：精神科看護の非言語的コミュニケーションUP術，メディカ出版，2010.
　2）J・ファスト：ボディー・ランゲージ，三笠書房，1991.
　3）M・ヴァーガス：非言語的コミュニケーション，新潮選書，1998.

03 ユーモアとアイコンタクト

Ⅰ．アイコンタクトとは

アイコンタクトは，視線交差あるいは相互注視（凝視）とも言われ，「見る，見られる」関係が同時に生じる眼差しで，相対する両者が視線を交わす目の表情である．視線を向けることによって相対する人の存在を確認し，視線を交差することによって，相互の感情や思い，考えなどを識別しながらコミュニケーションを図っているのである．

つまり，目つきでその人の気持ちが相手に伝わり，目はその人の心を映す心の鏡であり，その人の心の状態が分かるなど以心伝心的な意味を帯びている．目から様々なメッセージを読み取ることができるが，福井は，眼差しは「対象に向けられた目の表情である」と，また「対人関係の最も基本的な出発点は，二人の目の出会いから始まる」と述べている[1]．

アイコンタクトは，非言語的コミュニケーションのなかで中心的な役割を担っているが，それだけで相互作用が発展するものではなく，他のコミュニケーションの手掛かりと関連させ読み取ることによって，より一層その意味を補強することができる．

Ⅱ．アイコンタクトの機能

対話中の視線の機能は，話し手と聞き手が，お互いに相手と関係をどう評価しているかを伝え合うものである[2]．視線の動きには，凝視，上を見る，下を見る，伏せる，そらす，睨む，閉じる，見開く，一瞥する，引きつる，キョロキョロする，ジロジロ見る，瞬きする，細めるなど多種多様である．使用頻度によって，お互いがどのような人間関係にあるのか，その程度を知ることができる．

人間の相互反応であるアイコンタクトには，M・ヴァーガスは「視る（looking）こと」と「眺める（seeing）こと」があり，「視る」のは心理的積極行為で，対象を判読しようとする意志を持ち，「眺める」のは心理的消極行為で，相手を注視したり凝視したりしないもので，注視率が男性より女性が高く，その頻度，持続時間，対応度は女性が男性を超えると述べている[2]．

1）監視機能（monitoring）

他者が自分をどう見ているのか，自分にどう反応するのか評価・確認するもので，警戒的

で油断ならない視線である．被害的な病的体験が強く，周囲の状況にとらわれている患者の場合に見られる機能である．看護場面では，患者の状態や訴えを把握する職業性から，この機能が多く見られる．

2）調整機能（regulation）

お互いが相手を見て，話し手が相手の注意を引こうとしたり，会話が好ましいものかどうか，相手が自分の話を聞いているか，次は自分の話す番だなど，目の動きによって察知したり，確認したり，間合いを調節したりする機能である．

3）表出機能（expressive）

お互いの会話が効果的か，そうでないかを相手に知らせる機能である．相手を見ないのは，拒絶の表現であり，流暢に話が進んでいる時は相手をあまり見ないが，滞りがちの時は相手を頻繁に見るようになる．

Ⅲ．眼差しの病理

これまで述べてきたように，眼差しは他者との接触する場合に重要な役割を果たすが，その病理については精神病理学領域では早くから注目されていた．M・リーマが眼差しの段階的な異常性について以下のように分類している[1]．

1）過多な眼差し

まばたきは，一般的には1分間10回程度で，それ以上19から100回と異常な状態を示すことがある．誰もが緊張した場面では増加するが，相手の話の内容や状況によって目をぱちぱちさせ，最終的には目を閉じ不快な刺激を閉め出そうとする．

2）抑制的眼差し

希望のない憂鬱な悲しみに満ちた眼差しで，涙を伴う．抑うつ状態では，満たしたい欲求が背景にあり，眼差しは一点に固定されてしまう．乳幼児早期の親の希薄な愛情を取り戻したい願望の表れである．

3）演技的眼差し

自己や他者を欺く，幸せに満ちた媚びのある巧妙な眼差しである．演技的で，表面的で，自己愛的な人に見られる．苦痛を回避し，劣等感を否定する心情がある．

4）監視的眼差し

他者に警戒的で油断のならない眼差しを投げかけ，同時に自己を厳しく見張っている二面性を持った眼差しである．また，他者の反応に敏感で，内心は拒否されるのではないかと恐怖に満ちている．人が近づくのを寄せ付けない目が特徴である．

5）虚ろな放心的眼差し

空虚で何の感情も示さない，人形のような固定された目で，他者を排除し自分の世界に閉じこもる性質を持っている．M・リーマは，これを胎内への幻想的復帰の状態だと述べている．

6）忌避的眼差し

他者の眼差しから逃避している眼差しで，現実との接触を避け，何もせず身の安全を保とうとするものである．病的体験に没頭し，周囲と交流を絶つ統合失調症に見られる現象である．

Ⅳ．アイコンタクトによる表現 [3)]

アイコンタクトを交差する場面では，お互いに自分および相手の思いや考え，感情や気分，心理状態などを伺い知ることができる．それらには快・不快，喜びや怒り，悲しみや楽しみと言った喜怒哀楽の感情のほかに，不安，恐怖，拒絶，攻撃，監視，憎悪，敵意，脅威，猜疑心，警戒，威嚇，媚び，防衛などがある．

アイコンタクトが多すぎると心地悪く，会話の自然な流れが妨げられ，少なすぎると人間的な温かみが感じられず，拒絶感やつまらなさを感じる．外向的な人は注視の頻度・時間が長く，内向的な人は短いのが特徴的である．

さて，患者が周囲にいる人に対して，一瞥したり無視したり，じっと凝視したり，目をそらしたり，目を閉ざし続けたり，呆然とした視線を向けることは患者の病状によって特徴的に表出される．このように目の開きや動き，まばたきの頻度，注視の程度などに違いが見られるのは当然のことである．

1. 閉眼：不快な刺激の締め出し，思案，瞑想
2. 凝視：攻撃，威嚇，恐怖，憎悪，集中
3. まばたき：緊張，困惑，驚き
4. 視線をそらす：退屈，回避，思案，困惑，無視，自信の欠如，不同意
5. ジロジロ見る：観察，評価，識別，関心，詮索
6. 長い注視：親愛，信頼，媚び，嘆願，感心
7. 一瞥：怒り，憎しみ，無視，軽視，軽蔑，無言の闘争
8. にらむ：憎悪，攻撃，威嚇，反撃
9. キョロキョロする：回避，不安，動揺，相手の苛立ちを誘う
10. 細める：信頼，親愛，優しさ，慈愛，観察，詮索
11. 伏せる：陳謝，回避，抵抗
12. 上目づかい：不満，反抗，軽視，とがめ，さげすみ
13. 流し目：性的誘惑，歓心，媚び

V. ユーモアとアイコンタクト

　医療・看護の場では，患者は病苦がもたらす死の不安や苦痛，また孤独な世界に心をもがき続けていることでしょう．そんな時，看護師が日常的なかかわりの中で，ちょっとした心温まる言葉を発することで患者は，どれほど救われることか．それは正にユーモアを活用したかかわりと言える．しかし，患者の状態によっては，特に悲しい，辛いといった否定的な感情が起こっている場合は，ユーモアを解する気にはならないことを知らなければならない．

　アイコンタクトを活用したユーモアについて，① 遊戯的ユーモア，② 攻撃的ユーモア，③ 支援的ユーモアの視点から述べる[4].

1）遊戯的ユーモアとアイコンタクト

　遊戯的ユーモアは，陽気な気分，雰囲気を醸し出し，自己や他者を楽しませることを動機づけとして表出されるユーモアである．気分や雰囲気を明るくするため，気分転換をもたらす性質が強い．患者の状態によっては，だじゃれなどのユーモアを介して患者のそばに寄り，顔を覗き込みながら，にこやかな表情と笑いを期待した眼差しを活用しながら対応することである．

2）攻撃的ユーモアとアイコンタクト

　攻撃的ユーモアは，他者を攻撃することを目的にしたユーモアである．人を嘲笑し，皮肉り，からかうなど相手の欠点を探し出し，笑おうとする相手を傷つけ，笑いものにする性質を持っている．

　医療・看護は，心と身体を病む人を相手にする業務であり，この攻撃的ユーモアは内容によっては，人との関係を悪化させたり，受け入れてもらえない場合もあるのであまり勧められない．

3）支援的ユーモアとアイコンタクト

　支援的ユーモアは，自分や他者を励まし，勇気づけ，心を落ち着かせるなど主に日常生活の中で見られるユーモアである．看護の場面では，病状による苦痛や不安など患者の状況を判断しながら，上記の遊戯的ユーモアで用いるアイコンタクトを活用し，最近の話や趣味などのユーモラスな出来事を引き出し，かかわりを展開するものである．すると患者は，その期待に沿い，笑いを表現できるようになる．

引用文献
1）福井康之：まなざしの心理学 ―視線と人間関係―，創元社，p9，p158，p229，p231，1997.
2）M・ヴァーガス：非言語的コミュニケーション，新潮選書，p85，pp79-80，1998.
3）平澤久一監：精神科看護の非言語的コミュニケーションUP術，メディカ出版，2010.
4）上野行良：ユーモアの心理学 ―人間関係とパーソナリティー，サイエンス社，2003.

04 ユーモアとタッチング

　五十嵐は，ユーモアのプロセスについて「メッセージの送り手が，その時の会話の流れに一致しないユーモラスと感じる言語的あるいは非言語的メッセージを表現し，メッセージの受け手もそのメッセージをユーモラスと知覚し，多くの場面で両者とも笑いあるいは微笑が生じるものである」と説明している[1].

　また，会話の流れに一致しないユーモラスと感じる言語的あるいは非言語的メッセージとして，しばしば予期しなかったものや前後の文脈から外れたもの，あるいは不合理なもの，非論理的なもの，やや誇張されたものなどが含まれると述べている.

　ユーモアには，相手を楽しませようとする，あるいは労おうとするなど，相手に対する思いやる気持ちが原点として存在する．相手を思いやる気持ちを基盤としたユーモアの中に存在する会話の流れに一致しない，ユーモラスを感じる非言語的メッセージの一つとしてタッチングについて考えてみたい.

I. タッチングとは

　看護における非言語的コミュニケーションの中で，最も重要なものは身体接触であると言われている．身体接触は，基本的で原始的なものであり，撫でる，さする，そっと手を添える，支える，そっと触れる，握る，軽く叩くなど様々な形態が含まれる.

　看護師は毎日の看護実践の中で，体温を測る，血圧を測る，あるいは脈拍を測るバイタルサイン測定時や身体の清潔を維持するための清拭など，患者の身体に触れることが多い．言い換えれば，患者の身体に触れることなしに看護実践を行うことはできないと言える.

　平澤は，「医療・看護はまさにタッチで始まり，タッチで終わる業務であり，意識的にあるいは無意識的に展開されるものである」と述べている[2].

　例えば，血圧を測る時，看護師は患者の肘関節を中心に前腕をそっと支えながら，反対の手で患者の衣服，あるいは寝衣の袖をそっと捲りあげる．患者の表情やしぐさの変化を見逃さず，必要があると判断した場合「袖を捲ってきつくないですか」など適切な声かけをし，患者の安全・安楽に努める．患者の肘関節を中心に支えていた患者の前腕をそっとオーバーテーブルなどに下ろし，血圧計・聴診器など測定に必要な準備を行い，患者の上腕に素早く，あくまで優しくマンシェットを巻き，上腕動脈に当てた聴診器に添える指先は同時に患者の前腕に優しく触れる.

このように，血圧測定という一つの看護実践場面でも，それぞれ異なるタッチングが複合的に組み合わされ，アイコンタクトや声かけなどの言語的・非言語的コミュニケーションと相まって実施される．看護師はあくまで優しく，丁寧に血圧測定を行うことで，言外に「あなたのことを大切に思っています」という思いやりを持ったメッセージを伝え，患者は看護師からの思いやりのある，丁寧な対応を受けて，「大切にされている自分，価値あるものとしての自分」を再確認し，内在化していくことになる．

Ⅱ．タッチングの前提

　タッチングを実施する前の前提条件として，相手との関係構築がすでに成立している必要がある．なぜなら，タッチングを行う際には，相手との物理的距離は自ずと近づき，相手のパーソナルスペースに入り込む必要があるからである．

　看護師が看護実践の中に意識的・無意識的にかかわらず，タッチングを取り入れる場合は，患者との関係を深める，患者との相互理解を深める，患者を励まし・支える，あるいは患者に寄り添う，患者が感じる不安を緩和し，安心感を与える，患者が感じる苦痛を緩和し，心地よさを与える，患者に対する注意喚起するなど様々な意味（意図）が包含される．

Ⅲ．タッチングのタイプ

　タッチングには「機能的タッチ」，「ケアリングタッチ」，「保護的タッチ」の3つの分類があり，それぞれ以下に示すようなタッチングが含まれる．

1）機能的タッチ

　看護業務において，採血や処置，衣類の交換，全身清拭など業務を遂行する場合に用いられるタッチである．ただし，業務を遂行する際の機能的タッチであったとしても，患者を思いやる気持ちのない性急かつ乱雑なタッチングは，患者に不快感と不信感，孤独感を抱かせる可能性がある．丁寧に，患者を思いやる気持ちを持って実施された場合は，心地よさや安心感，信頼につながる．

2）ケアリングタッチ

　患者を癒すという点で，看護実践の中で重要なものである．例えば，悲しみを抱えている患者には，優しくそっと肩に手をおく，背中をさする，手を握るなど，そばにいて一緒に悲しみを分かち合い，悲しい気持ちに寄り添うことで，患者は「一人ではない」という安心感を得て，悲しみを客観視し，悲しみに立ち向かう力を得ることにつながる．悲しみや不安というネガティブな経験だけではなく，退院，あるいは寛解など相手が嬉しい，安心したなどのポジティブな経験にもこのケアリングタッチは活用できる．

　例えば，「検査データが予想していたものより改善していて良かった」や「長引くと考えていた退院が予想より早まり，退院することになった」といった患者の嬉しい，安心したなど

のポジティブな感情に呼応し，思わずハイタッチをし，ともに喜びを分かち合う．このようなタッチングが患者を元気づけ，さらに患者との関係を深めることにつながる．

3）保護的タッチ

　患者の安全を守り，保護する目的で行われるタッチングで，直ちに実施される必要がある．例えば，廊下を歩いていた高齢者が転倒しそうな場面に遭遇した場合，患者の安全を守ることを第一に，適切な部位・強度を伴うタッチングとなる．患者の安全を守るという第一義的な目的が果たせた後は，看護師が感じた「びっくりした」や「危なかった」，「何もなくて良かった」などの様々な感情を言語化しながら，優しくそっと肩に手をのせる，背中をさすることで，タッチングとともに言語化しなかった看護師の想いを伝えることができる．

Ⅳ．タッチングの補定的行動

　タッチングには多くの場合，患者を見つめる「視線」などの非言語的コミュニケーションやタッチングに関連する言語的コミュニケーションが伴うものである．これらにも患者を思いやる気持ちが表現され，実施したタッチングとともに効果的に看護師の想いを伝えることとなる．

Ⅴ．タッチングの効用

　毎日の看護実践のなかにタッチングを意識的に取り入れることにより，以下に示す効果が予測される．

- ・患者との関係を深めることができる
- ・患者を励ますことができる
- ・安心感を提供することができる
- ・患者の癒しにつなげることができる
- ・患者との相互理解を深めることができる
- ・患者を支えることができる
- ・心地よさを提供することができる

Ⅵ．看護実践にタッチングを取り入れるには

　以下の点が重要であると考えられる．

- ・患者との関係を構築すること
- ・自分の感情に気づくこと
- ・タッチングの意図や効果を理解すること
- ・患者を理解すること
- ・自分の行動を意識すること

・タッチングを意識的に行うよう心がけること

Ⅶ. タッチングのユーモア活用

　タッチングを活用することによって，ユーモアにどのような作用をもたらすのだろうか．タッチングには上記の3つに分類されるが，医療・看護の場では，突然な患者の転倒アクシデントや病状からくる苦痛や不安，術後の疼痛など，患者の置かれている状況によってその使い分けをすることが要求される．

　では，タッチングをどのようにユーモアに活用するか，タッチングの効用と活用方法を理解し，第4章の事例に記述されているユーモア場面を参考に，どのようなタッチングを患者の身体のどの部分に，どのように行えば，ユーモアにより効果をもたらすかを考え活用することである．タッチングの効用を活用し，患者との関係性を築き確認しながら密接距離で，圧迫したり摩ったり，軽く手を添えたりして臨機応変に行うことが大切である．

引用文献
  1）五十嵐透子：看護者と看護学生のユーモアセンスの比較：多面的ユーモア尺度を用いて，日本精神保健看護学会誌，11（1），pp50–57，2002.
  2）平澤久一監：精神科看護の非言語的コミュニケーションUP術，メディカ出版，pp27–29，2010.

参考文献
  ・アルフォンス・デーケン講演録：生きがいとユーモア（https://ganjoho.jp/public/qa_links/forum/20010630 .html）
  ・上田真由美：入院中の子どもへのユーモアを活用する看護師の思い，広島赤十字大学紀要，9，pp11–19，2009.
  ・佐藤都也子：看護実践場面におけるタッチに関する検討―タッチの意味，質的要因，補足行動から―，広島国際大学心理臨床センター紀要，3，pp10–22，2004.
  ・森下利子：看護者のタッチに対する認識と実際に関する調査研究，三重県立看護大学紀要，2，pp81–93，1998.
  ・山本裕子：触れるケアの効果，千里金蘭大学紀要，11，pp77–85，2014.

05 ユーモアと空間距離

Ⅰ. 空間距離とは

　人は，相手や状況に応じて近づいたり離れたり，適切な距離をもって相互作用する知恵を持っている．その距離によって快や不快を伴い，相手との親密度によって，接近したいと感じたり，近づくと気づまりしたりする．脅威にさらされると，強い緊張感やストレスとなって様々な心理的反応を起こす．

　その結果，一定の距離をとるようになる．その人の個人的・職業的・社会的状況や地位・性別・年齢・相手との関係性によってその距離が広がったり狭まったりする．そうした自分の身体を取り巻く目に見えない境界線で囲まれた領域が「空間距離」である．

　看護師は，この空間距離を踏まえてユーモアを活用しその場の雰囲気を和ませ，緊張を緩和し，患者との関係を親密な関係に発展することができる．

Ⅱ. 空間距離と効果的なユーモアへの活用

　人は，お互いに自分の空間を一定の状態で適切に維持しながら他者と関わっている．それは相手との親密さによって異なるが，精神科領域ではそれに加え，疾患や病状によって違った状況が生じてくる．患者との距離の取り方が難しいとよく聴くことがある．そこで，空間距離の持つ意味を十分に理解し，その距離に応じたユーモアを活用できれば，それほど難しいことではない[1]．

　アメリカの文化人類学者エドワード・ホールは，他人に近づけられると不快に感じる空間，パーソナル・スペースをプロクセミックスという用語を使って，人間の持つ4つの空間距離（図1）について詳しく説明している．この4つの空間距離（表1）から効果的なユーモアを活用したかかわりについて考察する．

1）密接距離：（0〜45 cm）恋人・家族との距離

　ごく親しい人に許される空間である．愛撫，格闘，慰め，保護の距離で視覚や聴覚，相手の体温，息の音，臭い，感じなどすべてが結合して，他者の身体と密接に関係する．

　精神科領域では，幻覚妄想が激しく興奮するときは，隔離したり抑制したりすることで，患者の密接な距離に侵入し接触することになる．

<ユーモアへの活用>

　密接距離では，知らない相手が密接距離に入ってくると恐怖感や不快感を感じことになる．この距離でのユーモアは，突然大きな声で叫んだり，強引な接触は，和むことができず，緊張感を高めてしまうことになる．看護師が密接距離に侵入し，拘束したり抑制したりする時，穏やかな気持ちで寄り添うことがユーモアであり，親密な関係を築くことができる．

2）個体距離：（45～120 cm）友人との距離

　相手の表情が読み取れる空間であり，自分の手足で他者に何かを仕掛けることができる．医療の場では，診察や日常生活面での会話やバイタルサインなどで接触する機会が多い．

<ユーモアへの活用>

　相手の表情が読み取れる距離であり，患者と看護師が手を伸ばせば触れることができる距離でもある．強引なタッチングや突き放すような素振りなどでは，患者との距離が遠ざかる．ここではユーモアとして患者に励ますような軽いタッチングや微笑むことで，患者がその反応を感じることで親密な関係づくりができるようになる．

3）社会距離：（120～360 cm）同僚・上司との距離

　社交的な集まりや仕事上の話し合いなどオフィスの机を囲んだ距離である．会議での人と人の距離などは仕事の場で見られる形式ばった性格の距離である．医療の場では，挨拶や普段の会話を交わしたり，治療の説明，集団指導などで接触する機会となる．

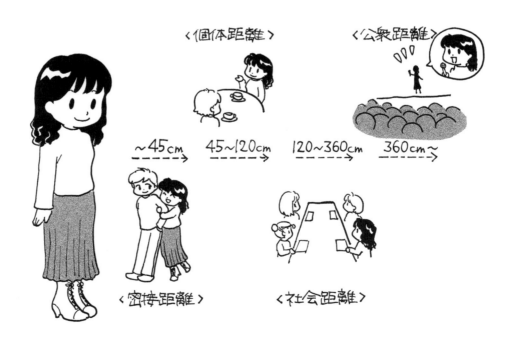

図1　人間の持つ4つの空間距離（イラスト：辻本菜穂子）

表1　空間距離とユーモアを示す方法

距離帯	距離	ユーモアを示す方法	
		効果	逆効果
密接距離	0～45cm	穏やかな気持ちで寄り添う	突然大きな声で叫ぶ 強引な接触
個体距離	45～120cm	軽いタッチング 微笑み	強引なタッチング 突き放すような素振り
社会距離	12～360cm	笑顔で相手に興味のある話題の提供	無表情で嫌味な話題の提供 しかめ面
公衆距離	36～760cm	相手を引き込むような話題の提供	自分たちだけが楽しむ 無関心

〈ユーモアへの活用〉

　相手には手は届きづらいが，容易に会話できる空間である．患者にとって無愛想な看護師や不快な話題の提供やしかめ面でのかかわりは興味を示さずユーモアが伝わりにくい．ここでは患者が興味を示す話題や笑顔でのユーモアの対応は，場を和ませることに繋がることになる．

4）公衆距離：（360～750 cm）講演会や複数の人などが見渡せる距離

　講演や講義を聴いたり，大きな会議やセミナーなど個人的関係が成立しにくい距離である．通常，相手の顔全体・姿などは知覚できるが，実物よりもかなり小さく見える．精神科では，デイルームや多目的ホールなどで活動したり，作業室で作業したりする場面にあたる．

〈ユーモアへの活用〉

　複数の相手が見渡せる空間であり，講演者と聴衆というような個人と個人の関係ではない距離である．自分たちだけが，楽しむ場にならないように，対象者にあったユーモアとして，おかしいことや洒落を交えた話などの相手を引き込むような話題の提供は，相互に親密な関係に発展しやすい．

Ⅲ．パーソナル・スペースを活用したユーモア

　人は他人に近づかれると不快に感じる空間がある．この空間をパーソナル・スペース（per-sonal-space）といい，「パーソナル・エリア」「対人距離」とも呼ばれている．その空間を人は，無意識（本能的）に他人との距離を取って個人のもつ空間を保つ傾向がある．これは縄張り意識のようなものであり，他人との親密度によって広さが異なり，それを犯して他人が入り込むと人は不快に感じる．そこで，このパーソナル・スペースを活用したユーモアについて考察する．

1）楕円形の空間と広い空間でのユーモア

　パーソナル・スペースは，自分の左右の側面が対称的に狭く，前方に長く後方に短い卵形の異方形（楕円形）を示すことが明らかになっている（図2）．男性では前後に広がった楕円

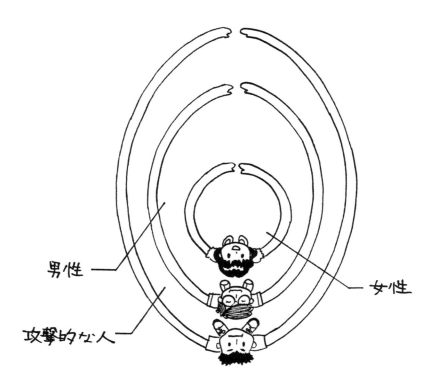

図2　パーソナル・スペース（イラスト：辻本菜穂子）

表2　パーソナル・スペースの特徴

| カテゴリー | パーソナル・スペース | |
	大きい（広い）	小さい（狭い）
性別	男性	女性
	前後に広がった楕円形 （前1.5 m，後・左右1 m）	前後左右均等の円形 （前後・左右1 m）
年齢	年齢があがるにつれて大きくなる傾向 40歳前後が最も大きい	20歳代は男女とも小さく 女性はさらに小さくなる
性格	内向的	外向的
	自分に自信のない人	自分に自信のある人
	客観的に物事をとらえるのが苦手な人	客観的に物事をとらえる人
	孤独を楽しめる人	人との関わりを楽しむ人
職業	日常的にスキンシップのない人	日常的にスキンシップの多い人

形で女性よりも広く，女性は前後左右均等の円形で男性よりも狭い．人によって多少の差異はあるが，一般的には前方は1.5 m，後方と左右は1 mといわれている．前方は，相手の存在を目の前に見ることができ，緊張を強いられ敏感になるため，長く広い空間が必要となる．

パーソナル・スペース（表2）を広く必要とする人は，自己防衛が強く，敵からの攻撃を防ぐためや弱い自分を空間によって補おうとするためである．そして前方からの接近に対して敏感であることを意味している．こうした現象は，臨床の場においても興奮する患者や暴力

的な患者の場合など日常的に体験することである.

〈ユーモアへの活用〉

　患者がパーソナル・スペースを確保している場合，自分の縄張りに侵入することを拒んでいる状況にある．キンゼルは，男性囚人の中で攻撃性の強い者のパーソナル・スペースが，そうでない者に比べ3.8倍に広さがあると述べている[2]．興奮する患者の場合，パーソナル・スペースを広く保つ中で心を和ませようと愉快な話や笑い話は，患者の自尊心を損なう恐れがある．この時はそっと傍で見守り，少しの会釈とともに優しい視線で安全を確保することが患者への尊重でありユーモアになる.

2）逃走距離と臨界距離と攻撃距離のユーモア

　野生の動物は，人間あるいはその他の敵が近づいても，ある一定の距離になるまで逃げだそうとしない．それ以上近づくと逃げ出す習性がある．このように逃走反応を起こさせる距離をヘーディガーは「逃走距離」と呼んだ．つまり，逃走距離に近寄ると相手は逃走反応が起こり避けようとする行動にでる.

　次に何らかの理由で逃げられずに相手が近づくと身構えるようになるのが，臨界距離である．さらに距離が近づくと，今度は攻撃行動態勢（防御反応）となり，興奮し，攻撃行動が起こる．これが攻撃距離である.

　人間社会では，逃走距離として相手から逃げる・離れるというはっきりとした行動は見られないが，逃走距離→臨界距離→攻撃距離（図3）と相互に距離が近づくにつれて相手の表情が解り，感じられるようになる．この時，相手の表情が穏やかで，攻撃されないことが解ると安心することができる.

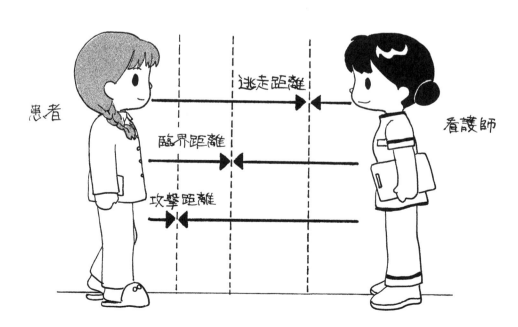

図3　患者の距離と反応の関係 （イラスト：辻本菜穂子）

表3　患者の距離の意味と反応の関係

距離帯	距離の意味	反応
逃走距離	ある一定の距離になるまで逃げだそうとしない距離	男性は警戒心が強く，対象の反応を見ている 女性は比較的社交的，警戒心が少ない
臨界距離	逃走距離と攻撃距離との間の狭い帯	逃げられずに相手が近づくと身構える
攻撃距離	逃走距離から臨界距離をさらに接近する距離	攻撃行動態勢（防御反応）となり，興奮する

〈ユーモアへの活用〉

　患者の攻撃距離では，言語的なユーモアはかえって興奮を喚起させる危険があり禁忌である（表3）．患者が身構えているときは，臨界距離で安心したパーソナル・スペースが確保できるように，看護師のユーモアが場の雰囲気を和やかにする．逃走反応を起こしそうな患者には，共感することや傾聴することに加えて，患者の視線に合わせるような姿勢や目を大きく開眼することが不安や緊張を緩和できるユーモアになる．

Ⅳ．ユーモアを引き出す空間距離

1）看護師の眼差しとユーモア

　デーケンは，ユーモアについてドイツには「ユーモアとは，にもかかわらず笑うことである」という有名な定義があると述べている[3]．看護師が笑うことのない患者であっても，笑いを期待し眼差しを向けることで，患者がその期待に合致し笑いを表現することができるようになる．柏木は「病気にもかかわらず，笑うことができれば，その人は本当の意味でのユーモアのセンスを身につけている」と述べている[4]．

　看護師が常に笑いを期待する眼差しがあれば，精神に障害のある人にもかかわらず，笑うことができ，その人が本来身につけているユーモアのセンスを引き出せるかかわりができる．この看護師が患者の笑いに期待し，患者が本来持っている笑いを引き出せることが一種の「ピグマリオン効果」であり，笑いを引き出す眼差しが空間距離になる．

2）ユーモアをつくる場の雰囲気

　ユーモアの中の「笑い」は，世界共通の潤滑油ともいわれ，場の雰囲気を和ませることができる．ユーモアは時として人との関係を悪化させてしまい，受け入れてもらえない場合もある．日本人は農耕型民族に属し，控えめであり，思わず出してしまう笑顔や声を出して笑うことが少なく，礼儀やマナーを気遣った表情の笑顔が多いのが特徴である．日本人にとって笑顔とは，単なる感情表現ではなく，相手に対する思いやりであり，他人のために笑うことは社会的な義務として思っている面もある．この相手に思いやりをもってかかわる笑いが，ユーモアをつくる場の雰囲気として効果的な空間距離としての役割になる．

3）ユーモアを感じる場の雰囲気

　我々は人に出会う時，知覚作用ではじまる．我々は，その知覚で瞬間的な印象に基づいて判断を下すが，その瞬間にユーモアが交わせそうなのかを瞬時に判断する．ユーモアが交わ

せると思う瞬間は，少しの問いかけでほんの僅かな頬部のふくらみと，目尻が少し緩む反応を知覚できれば，大丈夫と感じることができる[5].

　ところが，少しの声掛けに無反応だったり，無表情であれば，ユーモアを交わすことは難しくなる．特に，うつ状態や昏迷状態にある患者は，かえってユーモアを示すことは状態を悪くする危険性がある．看護師は，常日頃から患者との距離を取りながら，些細な反応を逃さず観察し，空間距離を活用したユーモアの看護を実践することが肝要である．

引用文献
1）平澤久一：精神科看護の非言語的コミュニケーションUP術，メディカ出版，2010.
2）平澤久一：精神科看護のコミュニケーション技術，日総研，2005.
3）A・デーケン：ユーモアは老いと死の妙薬，講談社，p35，1995.
4）柏木哲夫：ユーモアを生きる，三輪書店，2019.
5）平澤久一：表情看護のすすめ，メディカ出版，2014.

06 ユーモアと相対角度

対人コミュニケーションの場面で個人が示す非言語的行動は，言葉以外の表現方法に相手への感情的な含み，相手に対する態度，関わり方などが伝達されている．表情，動作，空間距離，タッチ，アイコンタクトなどがその役割を担っている．

非言語的行動は，相手に伝達内容をコントロールするのが難しいという特徴がある．時に隠したり，コントロールしようとしている感情さえもあらわにする．より本能的なコミュニケーション方法であるといってよい．また，他者の真意を読み取るときには，言語よりも非言語的な情報が頼りになる．

Ⅰ．相対角度とは

相対角度について，平澤は「相手と対面しコミュニケーションを展開する時の，相対する双方の身体の角度と位置である」と述べている[1]．日常の生活において，一定の空間でどの座席を選択するかは，偶然に座席を選択するだけではなく，自分自身の感じ方，相手との関係，状況の特徴などの影響を受けながら座席を選択している．このことからも相対角度は，動作やアイコンタクト，空間距離にも関連している非言語的行動と言えよう．

Ⅱ．相対角度の種類

1）対面法

人と人がテーブル越しに椅子に座る，または立位の状態であれば，二人が相互に正面から向かい合う状態である．この位置関係であれば，相手の視線を真正面から受けるため相手の視線や表情を直に受けるため，相対する人にかなりの緊張を強いることになる．

この方法は，診察や面接，説得や指導，議論する場合などに用いられる．初対面同士の場合は避けたほうがよく，さりげない会話の場合は不適切である．

2）直角法

テーブルや椅子を利用して人と人の角度が90度の位置に座る状態であり，お互いに相手を自分の視野に取り入れることができる位置にあり，視線が十字に交差するために相手の表情を気づかうことなく話ができる．初対面の場合，さりげない会話，話を引き出す会話，日

常会話やリラックスした会話の場合がこれに入る．

3）並行法

　ベンチやソファ，椅子に座って双方が肩を並べて座る，または並んで歩く状態である．双方の視線が並行し，交差することがないために気軽に会話が続けられる．相手との親密度が高い場合は，横に並んで座る席を選ぶようになる．新しい人間関係を形成する場合には効果的である．

4）傾斜法

　双方が直角法の位置ではなく，斜め横の姿勢をとる場合である．お互いに正面から対面することがないために不安や緊張を強いられることがない．相手の苦痛や不安などの訴えを傾聴する場合に用いられる．この方法は，対面法と違って構えて応じる必要がないため，素直に自分の気持ちや思いを話すことになる．

5）対角法

　双方がテーブルに対角線に位置し座る場合である．お互いに離れた位置に座るため，相手の邪魔にならないので自分の場所と空間を確保できるが，一方では双方の関係がどのような状況にあるのか判断できる．

Ⅲ．看護師の患者に対する相対角度を配慮した位置関係

　興奮している患者に対して，看護師が患者の後方に位置するのは，患者にとってうかがい知れない視野外になるため，より不安や興奮を増大させてしまう．また，興奮している患者に対して正面に位置することによって患者に威圧感を感じさせ，より患者を興奮させることになる．

　看護師が患者に対応する場面では，正面からのかかわりを避け，斜めからのかかわり，直接患者の目を凝視しない細心の相対角度を心がける必要がある．また，患者との位置関係については，患者の症状の程度など状態を観察し見計らってから，適切な相対角度を活用する必要がある．

　特に不安が強い患者に対して看護師は，お互いが視野に入る位置に座り，常に患者の表情や視線から患者に起こっている心理状態について観察できるようにすることが大切である．患者が座っている場合は，看護師も平行法または傾斜法で位置すると不安を最小限にすることができる．

　一方，症状を呈している患者との初対面の状況では，対面する角度ではなく，双方が肩を並べる平行法的な角度，お互いが斜め横の姿勢をとる傾斜法的な角度となる方が緊張することを少なくし，気楽に対応できる角度を活用することが必要である．

Ⅳ．相対角度とユーモアの関連

　ユーモアは,「面白さや可笑しさといった心的現象」と捉えることができる. 上野は (1993),
ユーモアを表出動機から, 3つに分類している[2].

① 遊戯的ユーモア：人を楽しませたい, 愉快な気持ちにさせたい, なごやかな雰囲気にした
　　　　　　　　　いなどの気持ちから冗談などのユーモア刺激を出したいときに生まれ
　　　　　　　　　るユーモア
② 攻撃的ユーモア：人を攻撃することを目的としたユーモア刺激から生まれるユーモア
③ 支援的ユーモア：落ち込むことやつらいことがあるときなどに, 気持ちを支えるために
　　　　　　　　　ユーモア刺激を利用して引き起こすユーモア

1）遊戯的ユーモアと相対角度

　陽気な気分, 雰囲気を醸し出し, 自己や他者を楽しませることを動機づけとして表出され
るユーモア刺激によって生起するユーモアである. 気分や雰囲気を明るくするため, 気分転
換の効果が強い.

　したがって, 患者の状態によっては, だじゃれなどのユーモアを介して患者のそばに寄り,
時には顔を覗き込むようにして傾斜法を活用しながら対応をすることである.

2）攻撃的ユーモアと相対角度

　他者攻撃を動機づけとして表出されるユーモア刺激によって生起するユーモアである. 人
を嘲笑し, 皮肉, からかいなど相手の欠点を探し出し笑おうとする相手を傷つける性格のも
のである. 医療・看護の場は, 心や身体を病む病者を相手にする業務であり, 攻撃的ユーモ
アは勧められない.

3）支援的ユーモアと相対角度

　自己や他者を励まし, 勇気づけ, 許し, 心を落ち着けさせることを動機づけとして表出さ
れるユーモア刺激によって引き起こされるユーモアである. 看護の場面においては, 症状に
より苦痛や不安など患者の病状や状況を判断しながら, 傾斜法や時には直角法を活用し昔話
や趣味などのユーモラスな出来事を引き出し, かかわりを展開する中で患者の現実を共有で
きることになる.

引用文献
　1）平澤久一監：精神科看護の非言語的コミュニケーションup術, pp22-23, メディカ出版, 2010.
　2）上野行良：ユーモアの心理学 —人間関係とパーソナリティ—, p20, p31, p53, サイエンス社, 2003.

第4章 ユーモア看護アプローチ

01 興奮状態患者の事例

患者紹介

氏　名：A氏，男性，50歳，無職，身長170cm，体重80kg，趣味は音楽鑑賞

性　格：真面目，几帳面

診断名：外傷性てんかん，統合失調症

入院形態：医療保護入院

既往歴：硬膜下血腫

最終学歴：高校卒業

家族構成：（父親）退職し自宅生活，（母親）主婦，A氏を気にかけている
（妹）結婚し別居

I．入院までの経過

　高校卒業後，建築会社に就職し，問題なく仕事をしていたが，50歳頃に高所より転落し救急搬送され，頭部外傷・硬膜下血腫の外科的手術を受けた．術後から独語や易怒性が目立つも，軽快し退院となる．自宅では些細なことで易怒的になることが多く，興奮も見られ飲酒量も多くなった．易怒的な訴えやイライラ感が強く，突発的に興奮状態になり，家族への粗暴行為や物を壊すことが多くなってきた．

　外出時に他所へ行くので，家族が未然に抑え対応していたが，家族の希望で精神科クリニックを受診するが，易怒的になる感情や興奮・アルコール依存の治療を受けていた．内服薬調整で易怒的な言動が軽減し自宅生活を送るも，時に運動興奮状態になり家族への粗暴があった．しかし，妹の結婚と両親の高齢化で自宅生活が難しくなり，家族の意向もあり施設への入所となる．入所後も，運動興奮による施設スタッフへの突発的な威嚇行為や粗暴行動が頻回に見られ，対応が困難となり治療目的にて入院となる．

II．入院後の経過とかかわり

　入院後は，隔離室での対処となり，運動興奮で一時的に身体抑制を行うことがあるが，環境の変化もあり，ほとんど訴えがなく経過する．内服調整や環境に順応し，特定のスタッフ

との交流もみられるようになる．突発的な運動興奮があり，対応は男性スタッフで行うが，隔離室という環境や拘束による行動の制限が続いたため不満などの訴えが見られるようになった．

運動興奮時は，壁や扉の強打，ベッド上に立ち前転や飛び降りる自傷行為，訪室し制止するスタッフに無言で腕を振り上げ詰め寄る，大声で「死ね！」と罵倒しながらの粗暴行為もあり，そうした場合は拘束にて対応を行っていた．

運動興奮が見られない時は，拘束解放を行い行動の観察を続けた結果，スタッフとのコミュニケーションも良好となり，ストレスの軽減を図るかかわりを展開できるようになった．

自室以外での過ごす時間が増えると，周囲の刺激を受け，他患者の言動を気にして一転凝視を行い不機嫌な表情を見せるようになる．急に立ち上がり，他患者やスタッフに大声で詰め寄り粗暴行為へと至ることがある．スタッフ数名で自室に誘導，身体抑制し興奮状態が収まるまで状態観察を行う．運動興奮が収まり解放観察を行うが，他患者から「あの人怖い」，「何されるかわからないから，こっちには連れてこないで」との訴えもあり，逆に解放観察が孤立的な時間を過ごす状況になってしまうことになる．

一方，スタッフとの距離を置くようになり「しんどいから，今日はここでいい」と自室で過ごす時間が多くなった．スタッフが隔離室以外で過ごすよう伝えるが，無表情で淡々と訴えるだけである．てんかんによる精神運動興奮は，この頃には当初の４日に１回が，２・３週間に１回程度に減少した．

ある日，家族の面会中に一点凝視をしながら言葉数が減ったので，家族が「しんどそうにしています．発作が起こるかもしれませんので…」と訴えがあったので，スタッフが言葉かけをすると，近寄って殴り掛かる行動を見せた．直にスタッフ数名で制止し，自室へ誘導し身体拘束となる．この頃より，発作が治まり落ち着くと「なんであんな風になってしまうのか分からない」と訴えるようになった．スタッフとの距離感が短くなって，自分の思いを表出し相談するようになり，関係性も徐々に築けるようになった．

前兆について以前は「急にわからなくなり，気づいたらこんな状態なんです」と言っていたが，コミュニケーションがとれ関係性が築けるようになると表情にも変化があり「怖くなってきます」と話し，徐々に信頼関係が構築されていった．

Ⅲ．運動興奮について

1）運動興奮とは

ある刺激で不安や怒り，喜びや不快と言った感情が高ぶり，抑制が利かなくなって興奮する状態（精神運動興奮）である．

2）原因

①器質因子：頭蓋内病変や脳炎による脳への侵襲，甲状腺機能異常や全身性エリトマトーデス（SLE）などの全身疾患
②薬物・薬剤因子：アルコールや覚醒剤，ステロイドの副作用
③精神疾患：てんかん，統合失調症，躁病，パニック障害，パーソナリティ障害など

3）対応

- 静穏化を図るコミュニケーション.
- 説得や押し問答は避ける.
- 他患者への対応を平行して行う.

Ⅴ．ユーモア看護の展開

1）信頼関係の構築

　入院後のA氏との関係は，お互いに様子を見るような行動やぎこちない対応となっていたが，日々のかかわりがA氏の緊張をほぐし，スタッフの介入にも緊張する様子もなくなった．しかし，特定スタッフだけの対応が多かったため，A氏は自分に関心を持っているスタッフと思い，些細な事でも聞きにくるようになった．

　ある時，隔離室内で音楽を聞きながらエアーギターをしており，訪室すると恥ずかしそうな仕草が見られた．音楽にまつわる過去の出来事について「そんなことあったん，昔たまに見られた話ですね」と笑顔で話すことで看護師との距離が近くなった．

　この頃から，看護師が訪室するとA氏が「久しぶり，最近見なかったね」と聞かれ，看護師が「最近休みばかりだったので久々に勤務しました．まさか心配していました？」と返答すると，A氏は「休みすぎなん，働かなあかんよ」と笑顔で応える．看護師が「冗談ですよ，担当が違っていたため，来ていたがお逢いできなかっただけです」と伝えると，「そうだったん」と笑顔で和やかに応対するようになった．

　ある暑い真夏の時，汗をかいている看護師の姿にA氏は「いつも忙しいね」と声をかけ，看護師が「そうですよ，バタバタして休憩も取れないです」，「今日は蒸し暑くて汗が止まらないです」と真面目な顔で応えた．すると，A氏は「本当にいつも変なことばかり話すよね」と穏やかに笑いながら応えた．また，病棟スタッフへも自分から話しかけることが多くなっていた．

　しかし，こうした穏やかな一方，運動興奮が定期的に見られた．隔離室の扉を殴り，ベッド上に立ち上がり急にジャンプし転落，頭部打撲が見られた．スタッフ数名で訪室するとスタッフに殴り掛かり怪我させ身体抑制を余儀なくされ，興奮が鎮静するまで観察を行うことがあった．

　日が経つと，スタッフと患者のかかわりの深まりや個人的な冗談話をする機会が増え運動興奮がみられても，訪室したスタッフへの攻撃性や暴力的な行動が減少していった．しかし，運動興奮が起こった時，男性スタッフが少なく他病棟の男性スタッフを応援に呼び訪室すると，病棟スタッフには何もしないが，他病棟スタッフへの攻撃的な行動は見られた．

2）興奮患者とのかかわり方のポイント

　看護師が興奮患者を目の前にすると，恐怖感や陰性感情を持ち患者から遠く距離をとる傾向がある．そのため，身体抑制を行う時は，自分たちが怪我をしないようにと考えがちになる．しかし，普段から興奮がない時に積極的に関心をもち，受容的態度でかかわり，信頼関

係を築くコミュニケーションを展開する必要がある.

　運動興奮のため身体抑制を行う場合，行動制限の説明と同意が必要になるが，患者は看護師の言葉を聞いていないため同意が得られない状態になることがある. しかし，興奮状態から脱すると，患者はその時の状態を思い出し「あの時は，すみませんでした」と告げ，その必要性について理解を得られることがある.

　興奮が起こりそうな時を自身で気づくようになり，看護師に「怖い感じがします，ちょっとしんどいです」と訴えることがある. その時には，部屋の環境を調節し，患者に不必要な刺激を与えないように取り組む必要がある.

　普段のかかわりの中で，患者の表情にも着目することも重要なことである. 突発的に興奮状態になりそうな場合，表情を観察することで察知でき，その状態を患者に伝え心構えができるため最悪の状態を避けることができる. また，恐怖感の訴えがあった時，表情によってどの程度のものか伺えるのである.

　興奮状態はいつ起きるか予測できない. そのため，食事の摂取ができない，夜間に体動が活発になる，入眠が困難なことがあるため，水分・栄養の摂取量や睡眠状態の観察，服薬の確認に注意することが必要となる.

3) ユーモアを交えた受容的行動

　この事例では，密な観察と意識的なかかわりによって人間関係を深め，患者との距離感を縮めることととなった. そして，普段のコミュニケーションから，問題や悩みを抱える患者にユーモアを活用したかかわりを行うことで，内に秘めた思いを看護師に素直に吐露できることを実証した.

　人を楽しませ，愉快な気持ちに，和やかな雰囲気にするなど冗談を活用する遊戯的ユーモアと，落ち込み，辛い気持ちを支え笑い飛ばせる支援的ユーモアを活用したかかわりの中で，A氏が興奮や暴力行為などで自分が思い悩んでいる問題を素直に話ができ，その問題について見つめ直そうとする機会を作ることとなった.

　隔離室内で音楽を聞きながらエアギターをしていたA氏が恥ずかしそうな仕草を見せ，音楽にまつわる過去の出来事について「そんなことあったん，昔たまに見られた話ですね」と笑顔で話をするようになった. 訪室した看護師にA氏が「久しぶり，最近見なかったね」，「休みすぎなん，働かなあかんよ」と笑顔で応えるなど，日常的にユーモアが展開されたのである.

　A氏にとって話やすい環境のもと信頼関係を結べ，自己を客観視するようになり，嫌な出来事を受け入れ，自分自身どうすればと考え，頑張っていこうとする意欲が出てきたのである.

参考文献
・平澤久一監：精神科看護の非言語的コミュニケーションUP術，メディカ出版，2010.
・雨宮俊彦：笑いとユーモアの心理学―何が可笑しいの？―，ミネルヴァ書房，2017.
・上野行良：ユーモアの心理学―人間関係とパーソナリティ―，サイエンス社，2014.
・平澤久一監：表情看護のすすめ―患者の思い・心を読み取る―，メディカ出版，2014.
・上野行良：ユーモアの心理学，サイエンス社，2003.

02 幻覚状態による(恐れの激しい)患者の事例

患者紹介

氏　　　名	：A氏，30歳代前半，女性
診 断 名	：統合失調症
最終学歴	：大学中退
家族構成	：父親（50歳代後半　遠方在住），同居者（50歳代前半，男性）

Ⅰ．入院までの経過

　両親はA氏が乳児の頃に離婚し，母親に育てられていたが，半年後父親が引き取り父親・祖父・祖母の4人で生活していた．A氏は，幼少期より「父や祖父から暴力や暴言を受けて育った」と話す．小学校入学後，同級生になじめず，陰口を言われ，いじめも受けたため友達がほとんどいなかった．

　大学保育学科入学以降，生活態度が乱れ夜遊びや浪費もするようになり毎日父親と口論になっていた．また，受講する中で幼少期の体験を思い出すようになり，19歳にチャットで知り合った男性を頼り家出した．

　チャットレディをしながら同居男性を養っていたが，20歳頃から「父から強迫電話を受けている」，「自分が自分でなくなる」と訴え，精神科クリニックを受診した．幼少期の体験を思い出した時は，同居男性に包容され落ち着いたことがあったが，向精神薬を内服してから症状が改善した．時折同様の状態に陥ることがあったが，受診は途絶えた．30歳より同居の男性に数年間DVを受けるようになり，入院当日に家出した．

　教育機関に不法侵入しているところを通報され，警察官が到着すると全裸になって歌を歌っていた．警察官が質問すると「われは神じゃ！」と応え，つじつまが合わず保護された．警察所内の保護室でも全裸になり「公家調」的な言葉で話していたが，質問内容にはつじつまの合わない返答をしていた．診察の結果，入院措置規定に該当し措置入院となった．

Ⅱ．入院後の経過とかかわり

　入院当初，スタッフとの対人距離は拒否的で過剰な反応を示し，「触れないでください」と

言ったり，近づくと大きくのけぞったりしていた．まとまりなく意思の疎通は図れなかったが，内服薬の調整にて疎通が取れるようになった．妄想の会話内容から，現実的な会話ができるようになっていた．

入院10日目に時間開放観察を施行し，入院15日目には個室へ移り問題なく経過していた．この頃から，同居男性と「また一緒に住みたい」，「彼は私の唯一無二の存在なの」と訴え電話したり，父親へ手紙を送り入院していることを伝えていた．また，5〜6名の特定患者とグループを作っていたが，徐々にグループから疎外されることが多くなり，そのグループの側で過ごしたり，唐突に仲間に入ろうとしたりして嫌がられていた．

入院20日目に「これは禊…」と言って，肩まで伸びていた髪を坊主刈りにする行動がみられた．理由を尋ねると「父に性的虐待を受けたの．その間，ずっと首を絞められてた．怖かったから今でも，扉がしめられない」と告げた．気分高揚と抑うつを短時間で繰り返し，落ち着きに欠ける印象であった．翌日には他患者の部屋を物色し，夜間に寝ている他患者を起こし，大声で歌うなどの問題行動があり，隔離室対応となった．

内服薬の調整をしていたが，日中・夜間問わずナースコールを頻回に押し，応対した看護師に不安や幼少期の体験を訴え続けていた．また，夜間は断続的睡眠であり，長くても3時間ほどの睡眠が継続していた．男性患者の大声が聞こえると，耳をふさぐ，焦点が合わないなどの行動や「お父さんが来ている！」と過剰な反応を示すようになる．また，男性スタッフへの依存性が高く，媚びを売ったり，目をトロンと潤ませて近寄るなど，やや発情的な言動がみられた．

Ⅲ．ユーモア看護の展開

1) 恐れを抱く患者の背景を知る

A氏は「父親や祖父に暴言・暴力を受けていた」と話していたことや，「父に性的虐待を受けたの．その間，ずっと首を絞められてた．」という発言から，父親に対して過度に被害的である．メラニー・クラインの述べる妄想・分裂ポジション影響下の幻想であると考えられる．それにより，自己と他者の境界は否認される．また，メラニー・クラインは妄想分裂ポジションにおける不安を生と死の不安であると述べている．

母親の十分な愛情を受けられず，母親との関係がフラストレートされた不満足な関係と，父親から受けた被害的で危険な体験から生じたものと考えられる．不安は幼少期の抑圧された感情や思考，不安やストレスが引き起こす起因となっていると判断できよう．また，男性患者の大声への反応や男性スタッフへの発情的な言動は幼い時の反動による置き換えと捉えることができる．

A氏自身が扉の開け閉めができない隔離室対応になったことに加え，「怖かったから今でも，扉がしめられない」という発言から，幼少期の体験を追体験する状況が整っていたことが考えられる．幼少期に感じた無力感や漠然とした不安を想起させることで，自己の安定が損なわれ，精神症状の増悪につながったことが考えることができる．

外部刺激として，グループの他患者から疎外されたことによる自己と他者の境界が否認さ

れ自己を保つことができなくなったことから，不安や恐怖が増長された．自己の安定化が図れないため，気分高揚と抑うつを短いスパンで繰り返し精神症状の増悪につながったと考えられる．A氏の対人関係の不安定さは生育歴が大きくかかわっており，未熟な対人関係を考慮し，2者間の関係を基本とした関わりの意識をもって行う必要がある．

　また，統合失調症患者の場合は，病的体験である幻覚や妄想に左右されると，本人ばかりではなく家族や周囲に居る人への苦しみが大きく，現実世界からの疎外される恐怖感が強くなる．また，緊張とストレスによる疲労感も生じるため，看護師として精神症状や患者の内面の観察とその表出を促していく必要がある．

2）幻覚状態による（恐れの激しい）患者とのかかわり方のポイント

　患者は，幻覚・妄想などの病的体験に左右され，不安や恐怖，緊張やストレスが強く，理解しがたい言動や行動を示す場合がある．それによって，日常生活行動や人間関係が取れなくなってしまうので，それらを踏まえかかわることが必要である．

　　1）幻覚・妄想による不安や恐怖，緊張，刺激の軽減に努める
　　2）自傷行為，自殺企図，衝動行為などの行動化に注意し，場合によっては行動制限を図り，安全と保護に努める
　　3）1対1の関わりで感情や思考の言語的表現を促す
　　4）日常生活援助を行う
　　5）病的体験について議論しない
　　6）ゆったりとした気持ちで，患者のペースに合わせ支持的・受容的に傾聴する

3）感情や思考の表出を促す

　こうした幻覚・妄想に左右され，激しい不安や恐怖，緊張やストレス状態にある患者の場合，看護師は温かい眼差しと十分な沈黙と間合いなどの非言語的コミュニケーションの手掛かりをも活用し，ゆっくりした口調でいつも患者の側に「寄り添い，気遣い，理解してくれる人がいる，決して貴方を一人にはしない」ことのメッセージを送り続けることが重要である．そうした地道なかかわりと働きかけが，患者の心に響き徐々に苦しい胸の内を開くようになることを知る必要がある．

4）ユーモアを交えたかかわり

　筆者は，A氏から「近くにいると安心する」と言われたことがある．A氏には，落ち着いたトーンで低めの声，会話の最中には抑揚をつけ，やや大袈裟な身振り手振りで対応するように心がけた．不安や恐怖が強い時は，A氏は切迫して早口になり，思考が追いついていないように感じられたので，上記の対応をするようにした．すると，A氏は徐々にゆっくりと話し，自分の思いや，どうしたいのかを一緒に考えることができるようになった．

　また，常に小さな「うさぎ人形」を抱っこしており，大きい「うさぎ人形」2つをベッドの頭元を挟むように置いている．この行動は，幼児期に見られるウイニコットが提唱した「移行対象」と理解できよう．本来は，幼児期に見られるものだが，最近は小・中学生から大学

生や成人にも見られるが，母親との「ほどよい関係」を基盤にしたもので，母親からの分離不安に対する防衛として生じる．A氏は，乳児期に母親からの分離を強いられており，その後のストレスフルな状況のもと，無意識的に移行対象を持つことで自ら情緒の静穏化を図っているのであろう．

　ある日の夜間，男性患者が大声を出すと，A氏がナースコールを鳴らしてきた．訪室すると，A氏が大きい人形を抱えて「お父さんが来ている！　お父さんが来ている！」と血相を変えて叫んでいた．筆者は「お父さんが来ている」という訴えを聞いたとき，不安や恐怖の別の表現のように感じた．幼少期に父親から受けた暴言や暴力，また同居した男性からのDVによる心的外傷の一端と考え，A氏をベッドに座るように誘導した．患者の横に座ると，A氏から小さい人形を渡された．筆者が，「大丈夫よ．これで安心できるよ」と伝えると，A氏は一瞬ホッとした表情を浮かべ，その後中途覚醒せず睡眠できていた．

　その時，小さい人形がA氏の役割をしているように感じたので，人形を使いながら会話を始めた．人形の手で耳を塞ぎながら「声がこわいよね〜．不安になるよね〜」とトーン高く話すとA氏はうなずいた．「大きい人形をギュッ，ってしてみよう？」と促すと，A氏は人形に強く抱き着き，筆者は小さい人形に抱きついた．「大きい人形で，小さい人形をギュッ，てしてみよう？」と促すとA氏はそのように行動し，最後に「小さい人形をギュッ，てしてみよう」と促すと小さい人形を強く抱いていた．まさに，感情や思考の表出を促したユーモアの活用と言えよう．

　小さな人形を持った筆者に，A氏は小さな人形をわが分身に置き換え，両親に抱擁され包み込まれる体験を疑似的に感じたのではないだろうか．また，A氏が大きな人形で小さな人形を抱くことで，A氏の自己がさらに近くなり，最後に自分で小さな人形を抱くことでA氏の現実的な自己自身に戻ったものと実感し，一瞬ホッとした表情になったのではないか，と考える．

　人形を使った遊びとA氏に安心した環境を提供したいという筆者の思いの落差と，A氏との対人関係を構築できた基盤がユーモアの活用に繋がったものと考えられよう．

参考文献
・D・ウイニコット：遊ぶことと現実，岩崎学術出版社，1979.
・Julia Segal：祖父江典人訳：メラニー・クライン―その生涯と精神分析臨床，誠信書房，p47，2007.
・岡田尊司：パーソナリティ障害―いかに接し，どう克服するか―，PHP研究所，2004.

03 悔しさを表現し続ける患者の事例

患者紹介

氏　　名	：A氏，30歳，男性，会社員
疾患名	：肺がん
既往歴	：なし
最終学歴	：大学卒業
家族構成	：一人暮らし

I．肺がん発症までの経過

　大学卒業後，B企業に就職し，優秀な社員として生産現場で8年間勤務した．まじめな勤務態度とその仕事ぶりが評価され，会社の期待がかかる経理部門への配置転換があった．本人も喜び積極的に仕事に従事していたが，性格はまじめ，几帳面，温厚で同僚や上司からの信頼も厚かった．

　経理の仕事は，工場全体の予算組みや決算，業績報告など広範囲にわたった．仕事は夜間に及ぶこともあったが，幾度となく現場に足を運んでは新規事業の予算の立案，修正を行い，楽しんで仕事に没頭する毎日であった．A氏の会社での楽しみは，喫煙所でたばこを吸いながらの同僚との語り合いであり，喫煙歴10年，喫煙本数は10〜20本/日であった．

　配置転換後，3ヵ月を過ぎた頃より，咳や痰，声の出にくさなどの自覚症状が出現していたが，日頃の疲れや風邪だろうと思い，病院に行くこともなかった．6ヵ月を過ぎた頃，毎日続く倦怠感と咳が持続しているため，病院を受診し，肺がんステージIV期の診断を受けた．

II．面談時の状況

　次の日，A氏は会社の健康相談室にて産業医・産業保健師と面談することになった．来室した際，椅子に座るよう軽く促されるがなかなか座れず，意を決して座った時にはすでに5分もの時間が経過していた．顔色が悪く，窓の外を眺め，視線は窓側に向いているものの，焦点があっていないように思われた．アイロンがかかっていない黒いスーツ姿に，余裕のなさが感じられた．

産業保健師の「このところ具合はいかがですか」との問いかけに，彼女の顔をじっと見つめ，「はーっ」と深いため息を吐いた．肩を落として椅子に座ったA氏の両手はぎゅっと固く結ばれ，口角は上がり，上眼瞼は垂れ下がり，唇をかすかに結び，目からは涙がこぼれていた．

産業保健師が「今は無理に話さなくても良いですよ」とA氏の背中をやさしくタッチングし，A氏の沈黙を共有する配慮を示した．しばらくすると，A氏がこれまで感じた体調の変化や，病院を受診した時のこと，肺がんステージⅣ期の診断を受けたことなどを話した．

産業保健師はその思いを受け止め，耳を傾け，じっとA氏の言葉を待った．その後，A氏は肺がん治療のための長期入院と，根治治療が難しく手術が不適応となったため，抗がん剤治療のCAV療法が行われることをぽつり，ぽつり話し出した．

「体調が悪かったが，自分が休むと周りに迷惑がかかるかも知れないと思った」，「咳が止まらないのに，あの時なぜ早く病院に行かなかったのか」，「こんなことでは，同僚にも先を越されてしまうのではないか」など，A氏の口から，次々に後悔の言葉と悔しさが吐き出され，また，表情からもその思いを表出しているように思えた．

産業保健師はA氏が自分の感情に向き合い，その感情を表出できるように，A氏に寄り添い，沈黙を共有しながら話を傾聴することに努めたのである．

Ⅲ．治療中の関わり

治療のため，病院に入院したA氏に，抗がん剤治療が行われた．治療中，耐え難い副作用と痛みに，A氏の表情からは笑顔も見られなくなっていった．また，A氏は思ったように治療が進まないことにストレスや焦りが生じ，周囲の医療従事者への暴言なども目立つようになっていった．

産業保健師はA氏との面談を継続的に実施していた．入院から6ヵ月経過した頃，A氏は会社の上司と病院で面談することになった．A氏の病状を心配した上司は，A氏の病状を考え，復職した際は，軽作業が良いのではないかと職場配置転換の話をA氏に提案した．

経理から事務作業補佐への職場配置転換の話をスムーズに終えたように思えたが，その後，病室で産業保健師と2人になった際，A氏の目からは大粒の涙が流れ，「自分は会社からは，もう必要とされていないのではないか」「もう出世も遠のいた」「今まで頑張ってきたのは何だったのか，とても悔しい」とA氏の口からは，次々と悔しさの思いが表出された．それはA氏が自分の思いを受止めてもらい，一緒に時間を共有できた結果である．

Ⅳ．ユーモア看護の展開

1）この事例における患者の状況

大学卒業後，仕事も私生活も順風満帆に経過していたが，会社で行われる健康診断後の保健指導も「自分は若いから大丈夫」となかなか病院受診までたどりつかなかったケースである．禁煙指導にも積極的に参加せず，全身の倦怠感や咳嗽があるにもかかわらず，風邪だろ

うと思い込み「会社は自分を必要としている」,「今,自分の身体に何かあると出世できない」,「自分が休むと周りに迷惑がかかる」などの気持ちがあり,身体の違和感を感じながらも仕事に従事していた.やっとの思いで病院を受診し,肺がんステージⅣ期の診断を受けたＡ氏は,がんの告知を受けた際も入院治療の際も,悔しさを表現し続けていた.

2）悔しさを持つ患者とのかかわり方のポイント

悔しさには,不安やストレス,悲しみや苦しみを伴うのが一般的である.そうした状況に苦しんでいる患者とコミュニケーションを展開し,メッセージを伝達受信する場合,コミュニケーションの受け手である,産業保健師が自分の五官への刺激を知覚し,言葉と同様にジェスチャー,視線,接触,匂い,表情など五官すべてを動員し,患者の心に寄り添い,患者の言葉,しぐさ,目の動きや表情の詳細を敏感にキャッチすることが重要である[1].

また,優しい眼差しと言葉で,常に寄り添い,決して焦らず,患者が自分の気持ちを話すことができるよう待つ姿勢も重要となる.五官すべてを動員することで,優しさと思いやりを持ち,しぐさや表情の意味することを読み取るきっかけとなる.このことは,くやしさを表現し,不安,ストレス,悲しみに苦しむ,患者の心の鍵を開くきっかけとなる.

また,コミュニケーションを行う中で,産業保健師のほんの些細なユーモアの返答がきっかけとなり,患者の気持ちが明るくなる.

3）ユーモアを交えた受容的行動

入院から８ヵ月が経過した頃,Ａ氏の状態は小康状態を保っていた.「自分は会社からは,もう必要とされていないのではないか」と悔しさを表現し続けるＡ氏に,産業保健師が「会社は貴方を必要だと思っているから,退院後は新しい職場でもう一度活躍して欲しい」と励ました.

以下は,ユーモアを交えた二人のやりとりである.

Ａ氏 ：「こんなつるつる頭になってしまって,新しい職場でびっくりされてしまうのではないか？」

産業保健師：「つるつる,いいんじゃない？ 新しい職場の人とも,つるっと上手くコミュニケーションがとれるんじゃない？」,「折角なら,一休さんみたいに,Ａさんの経理で培った経験を頓智でかえしていったらいいんじゃない？」

Ａ氏 ：（ふふと笑い出し）
「久しぶりに笑ったなあ…,そうだなあ,それもいいなあ」,「今まで笑うことを忘れていたけど,これからは楽しく,前向きに考えていけたらいいなあ」

こうしたやりとりをきっかけに,悔しさばかりを表現していたＡ氏の口から,「色々なことを深刻に考すぎるより,楽しく笑っていた方がいいね」という言葉が聞かれた.

さらに，その出来事以降，Ａ氏の表情は穏やかになり，復帰後の仕事にむけて，自ら上司に連絡をしたり，目に見えて生き生きした言動が見られた．ほんの些細なユーモアの応答から，その後のＡ氏は，周囲の医療従事者への暴言なども減り，自分からユーモラスな言葉で，周囲を笑わせたりと目に見えて変化していった．退院した後のＡ氏は，会社に復職し，病院に通院しながら仕事を続け，新しい職場にも適応でき，楽しく仕事を継続している．

　ユーモアには，痛みやストレスの緩和，心身の健康問題の予防，対人コミュニケーションの円滑化など，多岐にわたる効用があると言われている[2]．ユーモアがなければ，人間は生きていけない，そのくらい「ユーモア」や「笑い」は大切である．

　例えば，私たちの１日を考えてみると，朝起きてから夜寝るまで「１回も笑わない」生活をしている人はほとんどいない．ユーモアや笑いは，人間の生活に欠かすことができない，非常に重要な役割をもっているのである[3]．

　この事例におけるユーモアを活用したアプローチは，一つのきっかけとなり，Ａ氏の病気がこれからの自分の強みとしての特性（キャラクター・ストレングス）として，自己認知することに繋がったのである．

引用文献
1）マジョリー・Ｆ・ヴァーガス：非言語コミュニケーション，pp27-28，新潮選書，1987.
2）梧本知子：対人関係におけるユーモアと自己表現―日本人のユーモアコーピング―，総合人間科学：東亜大学総合人間・文化学部紀要7，pp11-19，2007.
3）柏木哲夫：ユーモアの働き1，作業療法ジャーナル51（12），pp1120-1121，三輪書店，2017.

参考文献
・平澤久一監：精神科看護の非言語コミュニケーションUP術，pp158-159，メディカ出版，2017.
・ソルター：ボディ・イメージと看護，p180，医学書院，1992.
・クリストファー・ピーターソン：ポジティブ心理学入門，pp143-171，春秋社，2012.
・河合隼男ら：笑いの力，pp31-151，岩波書店，2005.

04 抑うつ状態（うつ病）患者の事例

患者紹介

氏　　名	A氏，58歳，女性，主婦
診 断 名	左大腿骨頸部骨折
最終学歴	高校卒業
家族構成	夫（60歳）と二人暮らし，長男（34歳，会社員）夫婦，孫（女児，3歳）， 長女（28歳，主婦）夫婦

Ⅰ．入院までの経過

　A氏は，夫と2人暮らしで家事全般をこなしていた．夫とのウォーキングと近くに住む孫と遊ぶことが楽しみであった．30年前よりバセドウ病を患っており，毎日定期的に抗甲状腺薬を内服していた．最近は，寝つきが悪くなり，かかりつけのクリニックで睡眠導入薬を処方してもらっていた．先日，買い物途中に自転車で転倒し，左大腿骨頸部を骨折した．近隣の救急病院に搬送され整形外科病棟に入院となった．

Ⅱ．入院後の経過とかかわり

　入院した翌日に人工股関節全置換術を受けた．現在，術後10日目で，毎日リハビリを行っている．しかし，患肢の疼痛が強く，思うように歩行訓練が進まず「前みたいに歩けないのではないか・・」と不安を訴えるようになり，食欲もなくなってきた．

　A氏は，4人部屋に入院しているが，他患者との交流はほとんどなく，リハビリ以外はベッド臥床にて過ごしていることが多い．また，看護師がベッドサイドでのリハビリや車椅子での散歩などを提案するが拒否することが目立つ．洗面，入浴，更衣などの日常生活動作も「足が痛いからできない・・」と言い，看護師から促されないと行わないようになってきた．そのため看護師が寄り添い，声かけしながら介助するが，疼痛が強いため時間を要する．

　長男の妻が，孫と一緒に面会に来てあれこれ世話をするが，表情の変化が乏しく発語も少ない．孫がA氏の側に寄り「おばあちゃん！」と声をかけると目を細めて顔を向けるが活気がない．また，長女が面会に来ても同様の場面が見られ「ごめんね，ごめんね」とか細い声

を発し泣き出し，長女は困惑した表情を見せ短時間で面会を切り上げることがある．

Ⅲ．抑うつとは

　抑うつとは[1]，感情・意欲・行動・思考が抑制された状態である．感情領域では，憂うつ，悲哀，空虚，歓びの喪失，絶望，悲観的な気分で不安を伴い，将来への絶望感，自責感，罪業感，劣等感，自信喪失から自殺念慮が出現する場合がある．身体的領域では疲労感，食欲低下，体重減少，便秘，口渇，心悸亢進，睡眠障害などが見られる．

　思考過程では，緩慢となり，思考制止，決断力低下，着想困難のほか，詮索癖など一定の観念への固定化を示すことがある．意欲の領域では，意欲減退，精神運動制止として表出し，高度な場合には昏迷を呈することがある．

　内因性うつ病にその定型像を見るが，反応性うつ病，統合失調症，神経症，脳器質性疾患，薬物中毒，アルコール依存症などにも見られる．

　多くの抑うつは，6ヵ月前後で消失すると言われているが，積極性の低下，不活発，不機嫌，易疲労性，自己不確実感などの残遺症状を残すことがある．また，抑うつは，あらゆる生活経験において抑うつ的な気分が持続的・恒常的に支配しているような人がなりやすい傾向がある．

　また，K・シュナイダーによれば，常に厭世的・懐疑的な人生観を持ち，全てに耐え難く思われ，歓びを感じられない，過去は全て無価値で，人生に希望も自信も待てないと思っているが，外面的には時に快活・活動的に振る舞うことがある．

Ⅳ．ユーモア看護の展開

1）抑うつの背景を知る

　うつ病患者の場合，何事も悲観的で，将来に希望がない，生きていても意味がないという虚無的な思考で自らを責めるのが特徴的である．「夫の仕事がなくなる，自分のせいだ」，「自分は何の役にも立たない，家族が路頭に迷う」，「もう，この病気は治らない」と告げ，罪業妄想，貧困妄想，心気妄想状態にとらわれ困惑し不安に満ちた状態を示す場合もある．

　そのために看護師は，寡黙的で引きこもりに戸惑い何かと介助を要するため敬遠しがちになってしまう．しかし，A氏は心の内では周囲の状況に対して神経を研ぎ澄まし，とりわけ身近に存在する看護師のちょっとした言動や行動，表情に敏感になり，悲観的にとらえ，より寡黙的になってしまうことがあるので注意する必要がある．

　A氏は，人工股関節全置換術後10日目であるが，患肢の強い疼痛を訴えている．そのため，疼痛と抑うつの発現の関連について着目する必要があろう．疼痛が抑うつや不安障害などの要因となること，また，精神面の要因が疼痛に影響することはよく知られている．これらは，疼痛の慢性化や難治性化をもたらし，生活の質（quality of life：QOL）を低下させることになる．

　また，A氏は30年前からバセドウ病を患っているので，その症状と影響についても検証す

る必要があろう．バセドウ病は，甲状腺ホルモンの過剰分泌による甲状腺機能が亢進する自己免疫の異常による疾患である．その症状は，身体的に疲れ，だるさ，多汗，手足の震え，心拍数亢進，動悸，口渇，眼球突出，下痢，不整脈など多彩である．重篤な副作用に，無顆粒球症があり，細菌感染によって肺炎や敗血症を起こし，生命の危険にさらされることがある．さらに，感情の変化が不安定で過敏となり，不安や苛立ち，中途覚醒や寝付きが悪いなどの睡眠障害，悪夢，理由もなく泣く，抑うつ的で落ち着きがない反面多弁・他動などの症状を呈し，つまずく，転倒，疲れやすいなど活動性の低下も見られる．

2）抑うつ患者とのかかわり方のポイント [2]

　感情，意欲，行動，思考が抑制されるため，患者は自発的な行動が困難になり，入浴や洗面，更衣，整容などの日常生活動作に対する関心が低下する．また，寡黙となり，引きこもり，意思の疎通が悪くなるので，そうしたことを踏まえてかかわる必要がある．

　　①常にそばに寄り添い，訴えを傾聴し，受容的・共感的にかかわる．
　　②十分な休息，適切な水分・栄養の摂取，睡眠の確保，排泄と整容の維持に努める．
　　③日常生活動作への援助を行う．
　　④不安や感情，思いの言語的表出を促す．
　　⑤安全と安心を保証する．
　　⑥精神状態について患者を追求しない．
　　⑦抑うつ状態の改善に伴う自殺企図に注意し，観察を怠らない．
　　⑧抑うつ状態をより強化するため，叱責したり，むやみに激励しない．
　　⑨疼痛コントロール，疼痛緩和に努める．

3）抑うつの感情や思いの表出を促す

　こうした患者の場合，看護師が温かい眼差しと十分な沈黙と間合いなどの非言語的コミュニケーションの手掛かりを活用し，ゆっくりした口調でいつも患者の側に寄り添い，「気遣い，理解してくれる人がいる，決して貴方を一人にはしない」というメッセージを送り続けることが重要である．そうした地道なかかわりと患者の心に寄り添い働きかけることが，患者の心に響き徐々に苦しい胸の内を開くようになることを知る必要がある．

4）ユーモアを交えた受容的言動

　受け持ち看護師は，A氏の抑うつ的な不安の感情や苦悩を共有し，その感情や思いにただただ耳を傾け寄り添いケアを続けた．そうした長いかかわりのある日，ベッド横で身をかがめ上腕に優しく手を添えながら，受容的な表情と眼差しで笑顔を満面にゆったりした動作におどけた口調で，「お孫さんが，おばあちゃん！　おばあちゃん！　どうして横になっているの？　と独り言を言って廊下をぴょんぴょん跳ねながら来てるわよ！」と耳元に話しかけた．すると一瞬目を大きくして微かに表情を崩し入り口ドアを見つめた．A氏と看護師が心の内を共有できたほんの一瞬の場面を受け持ち看護師は見逃さなかった．それをきっかけに受け

持ち看護師は，時々長女や孫の口調を真似して話しかけるようにすると，患者自ら喋り始めることが増えた．

　受け持ち看護師は，どのように患者の心にアプローチし受容すべきなのか考え，非言語的コミュニケーションの手掛かりである表情，動作（身振り），アイコンタクト，タッチングを活用してユーモアを交えた口調でコミュニケーションを図り患者の心に問いかけるかかわりを続けた．するとそれをきっかけに，患者は徐々に心を開き家族のことや病気のことを話すようになったのである．

　受け持ち看護師が活用した「孫の口調を真似して」ユーモラスに話かけたことでA氏は反応を示している．これは人を楽しませたい，愉快な気持ちにしたい，和やかな雰囲気にしたいという一見ふざけて見える冗談を用いた遊戯的ユーモアであり，A氏の気持ちを励まし，勇気づけ，心を落ち着かせたい目的で生み出される支援的ユーモアの2つの分類を活用したものである[3]．

引用文献
1）加藤正明ら編：新版精神医学事典，弘文社，p793，1993.
2）平澤久一監：精神科看護のコミュニケーション技術，日総研，p67，2005.
3）上野行良：ユーモアの心理学，サイエンス社，p31，p53，2003.

05 高齢者の集団に対してユーモアや笑いを活用したゲーム「ふみふみカルタ」の実践例

対象紹介

対　　象：認知症対応型共同生活介護（グループホーム）に入居する73歳〜96歳の
高齢者9名

対象の背景：入居後1年〜7年を経過し，いずれも認知症（アルツハイマー型,脳血管性）
の診断を受け，スムーズなコミュニケーションが難しい状況にある．他に
高血圧，糖尿病などの既往歴がある

Ⅰ．実践の背景

　グループホームは，地域の認知症高齢者の住まいとして，地域社会とのつながりを持ちつつ日常生活援助や機能訓練などのケアを提供している．このグループホームでは9名と少人数で生活しているため，小規模ならではの密なケアが可能である．その日常のケアの一部として歌などのレクリエーションが行われているが，認知症が進行すると入居者同士やスタッフとの交流が進みにくい側面がある．

　認知症高齢者が，不安なく生活できると共に，より効果的に認知症の重症化予防を図るためには，ケアを提供する側が笑いやユーモアを活用したかかわりを展開し，入居者の本来持つ力に働きかけるケアを行うことが不可欠である．そうした背景をふまえレクリエーションに「ふみふみカルタ」を取り入れた．

Ⅱ．ユーモア看護の展開

1）「ふみふみカルタ」とは

　「ふみふみカルタ」は，ふみふみカルタ研究会代表，小石真子氏（現鳥取看護大学）が開発したカルタ式のレクリエーションゲームで[*1]，地域で生活する高齢者を対象とし，残存機能を引き出し認知症の重症化予防を図ることなど，介護予防目的に開発されたものである．

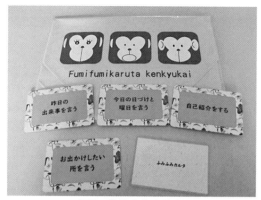
図1 ふみふみカルタ

内容は，Ｂ7サイズのカードで，運動・口腔などの生活機能向上，および認知機能向上を図るためのお題が28枚あり（図1），1回の所要時間は30～40分程度で，レクリエーションを行う時間内でできるように作成している．

　お題は，「みんなで笑う」，「グー・チョキ・パーを3回」，「あ・い・う・べ～　と言う」，「自慢話を言う」，「寝たふりをする」，「両側の人と握手をする」などユーモラスな項目である．ルールは，まずお題は裏返しにして机の上などに置いて，これを順番に参加者が引き，参加者が引けない場合は進行役（スタッフ）が引いていく．「自己紹介をする」などのお題は順番で引いた参加者が実施する．「グー・チョキ・パーを3回」といった体を動かすお題は，進行役が音頭を取って参加者全員で実施する．

2）ふみふみカルタの実践

　対象者参加のレクリエーションの時間に，1週間に1回のペースで「ふみふみカルタ」を実施した．1名以上のスタッフ（看護・介護職）が進行役として毎回必ず入った．単なる進行だけでなく共に参加するようにし，めくりにくい，答えにくい場面は支援も行った（図2, 3）．

3）実践結果

①入居者の変化

　実施する中で入居者に変化が見られた．初回時から笑顔で楽しそうに参加する入居者もいた反面，ルールがなかなか理解できない，応えられないと強い口調になる入居者もいたが，そうした入居者でも回数を重ねるごとにルールを覚え，返答が増える，笑顔が見られるなどの変化が見られるようになった．

　また，入居者同士が助け合うなどの状況も見られるようになった．客観的な変化として認知症行動障害尺度（Dementia Behavior Disturbance Scale：DBD）の変化を初回時と3ヶ月経過した時点で比較すると，低下（悪化）した入居者もいた反面，変化なしあるいは改善した入居者も半数程度いた．

②スタッフの変化

　レクリエーションに参加したスタッフにも意識の変化があった．スタッフの振り返りによ

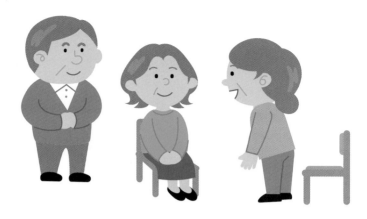

図2　「自己紹介をする」お題の場面

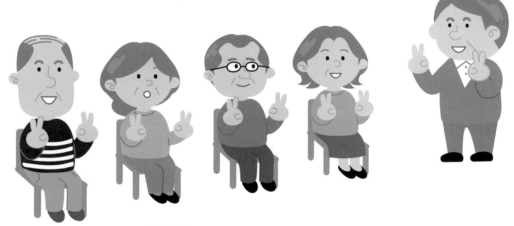

図3　「グー・チョキ・パーを3回」お題の場面

ると「変化が分からなかった」との意見もあった一方で，「一緒に楽しめた」，「入居者の生活背景など今まで知らなかった一面が垣間見られた」，「雰囲気を作り，ヒントなどの声掛けによってできる動作がある」，「楽しくなるよう工夫をした」，「レクリエーションに対する苦手意識が和らいだ」などの意見が出された．

4）実践を振り返って

　認知症は，認知機能障害があり，それが原因でもの忘れや見当識障害，判断障害といった中核症状が出現し，さらには幻覚，妄想，徘徊といった行動・心理症状，つまり周辺症状（Behavioral and Psychological Symptoms of Dementia：BPSD）が出現する疾患である．それらの誘因は，心理的要因を含む様々な環境要因にあるとされる．

　今回対象の入居者も，こうした中核症状や行動・心理症状があったものの，「ふみふみカルタ」の実践により改善が見られた．そして入居者だけでなく，支援者たるスタッフが享受で

きるメリットも挙げられる．参加者とスタッフの視点から効果を考えてみたい．

①参加者は，楽しむことで認知症の心理的要因を感じずに済むことを実感したことである．

　「ふみふみカルタ」を用いてレクリエーションを行うことで，身体機能の維持，向上をはかると共に，入居者同士の交流を図り，社会性の維持を図ることができる．

　認知症による記憶・判断能力の低下があることで，カルタのお題にすぐに応えられない，イライラするなどの症状が出ることがある．そうした時にスタッフがヒントを出す，別の入居者に応えの手伝いを促すなど工夫をすることで入居者も楽しみを感じられ，自尊心を損なうこともなく参加・実践でき，症状増強の誘因とされる不安感，不快感，焦燥感，ストレスなどの心理的要因を感じなくて済むのである．

②スタッフは，一緒に楽しむことで高齢者の持つ力を知り，他の場面の支援に活かせることを実感したことである．

　「ふみふみカルタ」を通したかかわりで，明白な症状改善は実感しにくい一面があったものの，入居者のプラス面も感じ取っていた．スタッフ自身がユーモアを交え楽しんで参加することで，認知症高齢者に対する理解が進むとともに苦手意識も払拭され，残存能力に目を向けたかかわりができるようになる．

　さらには，レクリエーション以外の場面においても積極的にかかわることで，認知症悪化の環境要因を作らないことが期待できる．日々のかかわりでは，つぶさに入居者の変化は感じにくくても，支援者が症状悪化の環境要因になり得ることなく，自信を持って支援をはかれることが期待できる．

Ⅲ．おわりに

　こうした「ふみふみカルタ」を活用することは，認知症高齢者の重症化予防などのケアに繋がるだけでなく，その支援者たる看護・介護職にとっても入居者との交流を促進させ，より良いケアを提供する上で有用なツールになる．こうしたツールを用いたかかわりからもたらされる笑いやユーモアは，認知症高齢者同士，あるいはその支援者双方の自己効力感を高めることが可能になる．

　昨今の少子高齢化にて地域包括ケアシステムが謳われるようになり，高齢者が住み慣れた地域で自分らしく生活できるよう，どのように支えあっていくかが課題になっている．そうした中で全ての人が自らの持つ力を感じられることと，互いのコミュニケーションは欠かせない．

　「ふみふみカルタ」は，本事例のようなグループホーム以外の地域の様々なコミュニティーでも活用可能である．看護や介護を提供する際，認知症高齢者に限らず，世代や様々な背景が異なる相手にかかわる上で笑いやユーモアが大切と分かっていても実際にどのようにコミュニケーションを取ればよいか，難渋することもあるかも知れない．そうした時は，このようなレクリエーションを通してのかかわりが，より良いアプローチのきっかけの一つになり得るのである．

参考サイト

＊1　ふみふみカルタ研究会：https://fumifumikaruta.web.fc2.com/index.html

参考文献

・日本認知症ケア学会編：認知症ケア標準テキスト　改訂・認知症ケアの基礎，ワールドプランニング，2008.
・北川公子ら：系統看護学講座　専門分野Ⅱ　老年看護学，医学書院，2018.
・町田綾子：Dementia Behavior Disturbance Scale（DBD）短縮版の作成および信頼性，妥当性の検討―ケア感受性の高
　い行動障害スケールの作成を目指して―，日本老年医学会雑誌，49（4），463-467，2012.

06 引きこもり状態（慢性疾患）患者の事例

患者紹介

氏　名	E氏，43歳，男性，会社員（中間管理職）
診断名	糖尿病，抑うつ状態，引きこもり状態
最終学歴	大学卒業
家族構成	妻（42歳，パート），長男（13歳，中学1年生），次女（11歳，小学5年生）

I．入院後までの経過

　E氏は，大手医療機器会社の営業担当の中間管理職をしている．仕事上，顧客先回りや接待などを繰り返す日々が続き，生活リズムが不規則となり，過度のストレスを抱えていた．食生活は，接待や夜食の摂取が習慣的になっていた．休日はE氏の好物であるケーキを購入して，家族で一緒に食べることが唯一のストレス対処であった．

　数年後，会社の健康診断でHbA1c 7.0，BMI 30.8という検査結果が出され，自宅近くの総合病院に精査のために受診した結果，糖尿病と診断され，初回に教育入院した．退院後も会社内での役割や営業など多忙さは一段と増していた．E氏は，夜食を控えるなど工夫はしていたものの，休日の楽しみであるケーキを平日に時間に関係なく購入して食べるようになり，血糖コントロールがうまくいかず入退院を繰り返していた．

　過去の4回の入院では，E氏に対して医師，看護師，栄養士，薬剤師から，血糖コントロールが上手くいくよう，規則正しい生活と適切な内服，日々の運動，カロリー制限を守るように言われ続けていた．特に24時間関わる看護師からは，「退院しても規則正しい生活を送って下さい」，「ケーキはなるべく食べないで下さい」，「ケーキのカロリー知っていますよね！」と指導され，その度にストレスを感じていた様子であった．

　今回は，6カ月前より低血糖症状が頻回に起こり，忙しいがなかなか仕事が手につかず，自宅にて長期療養中で，食事もあまり摂取せず総合病院の内科病棟に5回目の入院となる．

II．入院後の経過とかかわり

　今回の入院では，食事療法，運動療法，薬物療法で治療を進めているが，E氏は食事がで

きず，看護師との会話は最低限の返事のみで，ベッドで掛布団を頭からかぶり，一日中臥床して経過するようになっていた．時に病院を抜け出して，近くのケーキ屋で好きなケーキを食べることもしていた．看護師から「そうやって動かないと糖尿病が悪化しますよ」，「日中はリハビリ室で軽い運動をして下さい」，「隠れてケーキなんて食べたら全く治療になりません」などと指導を受けるが，E氏は益々引きこもるという悪循環に陥っていた．

看護師や主治医，栄養士，薬剤師との合同カンファレンスの際は，「E氏の退院後のケーキ摂取や，入院中に無断離院してケーキを食べる問題をどうするか」，「動きたくない怠け者だから引きこもって運動もしない，だから糖尿病になるんですよね」というように，E氏に対して陰性感情が募り，問題行動を繰り返す患者というレッテルを張ることに終始してしまい，ケアの糸口が見つかることはなかった．

Ⅲ．ユーモア看護の展開

1）引きこもりの背景を知る

引きこもりとは，齊藤（2007）によると「様々な要因の結果として社会的参加（義務教育を含む就学，非常勤職を含む就労，家庭外での交遊など）を回避し，原則的には6ヵ月以上にわたって概ね家庭にとどまり続けている状態（他者と交わらない形での外出をしていてもよい）を指す現象概念である」とされている[1]．

E氏は仕事熱心で会社では中間管理職をこなし，上司や部下の狭間でストレスを抱えていると考えられる．さらに医療機器の営業マンとして取引先への営業周りや接待などいずれも過緊張の状態が続くことが容易に想像できる．

家族はパートの妻とこれから進学を控えている2人の子供で，学費や生活費のために仕事を休むわけにはいかないプレッシャーもあったと考えられる．その中でE氏は働き続け，ひと時の楽しみである好物のケーキを楽しみにしていた．

しかし，糖尿病を発症し生活習慣を変えなければならないストレスや，慢性疾患に罹患してしまった自分への苛立ちもあり，今後の自分の健康や仕事，家族などの不安，看護師などの医療職からの叱責，血糖コントロールが上手くいかない厳しい状況にある．そこにケーキを食べることのみを取り上げ，注意・指導されることへのストレスが積み重なり，一時的に自我が脅かされ，引きこもりに至ったと考えられる．

2）引きこもり患者とのかかわり方のポイント

磯部（2004）が，「ひきこもり」の時期を一種の「雌伏の時期」として肯定的にとらえ，焦らないことが重要である」，また「引きこもりの人」は社会に出るべきかと悩む以前に，自分がなぜこんなふうになってしまったのか，（中略）現実離れした自我理想とは正反対の，生きていくことへの無価値感もよく訴える」と述べている[2]．

E氏にとっては，重なるストレス過多から生活や食生活が乱れ，慢性疾患である糖尿病に罹患し，かつ仕事の仕方や生活習慣そのものを変えなければならない状況に陥ったのである．これまで中間管理職として営業をこなしてきた自分の自慢できる業績が打ち砕かれ，無

価値感から自己肯定感も低い状況にあると考えられる．また，斎藤は，引きこもりへの支援を多次元的に捉えアプローチすることを推奨している．

　その中で第二の支援として，家族を含むストレスの強い環境の修正，支援機関の掘り起こしなど環境的条件の改善だと述べている．つまり，E氏にとって糖尿病治療をストレッサーにしない状況を作り出すことが重要であり，いかにストレッサーとならない人的・治療的な環境を整えるかを，看護師として考えることが重要である．

3）引きこもりを保証しつつ強みへのアプローチをする

　引きこもりは，一時的に弱くなった自我を，自分なりに保護しようとするE氏の強みと考えることができる．引きこもりという現象を内側の保護膜と捉えると，阿保（2011）が「人間に元来備わっている自然治癒力が働くことを妨げないことである」と述べているように[3]，慢性疾患に罹患し生活習慣の変更を余儀なくされてストレス過多の状況から，弱った自我の自然治癒力が進むように引きこもりを保証することが重要と考えられる．

　これは，臨床側からみると引きこもりで，運動もできない怠け者と見えてしまうかも知れないが，自分を守るE氏の強みとして考えることができる．また，E氏は糖尿病に罹患する以前から続けているケーキを食べることが一つのストレス対処法だったのだろう．

　その対処行動を強みと捉え，血糖のコントロールをしながら一日の摂取カロリーを超えない範囲でケーキを食べることを保証する，あるいはケーキ以外の別の対処法に移行できる看護を考えアプローチすることができよう．

4）ユーモアを交えた視点の変換

　まず，医療者の注目する視点を修正する，変換可能な人的・治療的環境を考えたい．E氏は怠け者で，ケーキを食べて血糖コントロールが上手くいかない問題行動のE氏という考えを変換するのである．E氏は，ストレスが高じ，どうしても夜中に甘いものを食べるというストレス対処に出ざるを得ない，現在も繁忙期に会社を休まざるを得ない自分を責めていると考えられる．

　さらに，追い打ちをかけるかのように，病棟では医師，看護師，栄養士から「カロリー制限を守って下さい．ケーキはダメです」と叱咤される日々，自分の弱さゆえに皆に迷惑をかけている，もう自分は無能だと自責の念を持つことになる．

　看護師は，このようなE氏のネガティブな心理状態や医療者からのフィードバックなどの心の葛藤がさらにストレスを高じさせ，糖尿病には悪影響であると考えた．そこで，チームカンファレンスを開き，私たちはE氏の引きこもり状況を，治療に消極的なE氏と捉えていることや，ケーキを食べるという食行動のみに注目し過ぎてはいないか．注目するのは，E氏が自ら自分の殻に引きこもることなく，外に出てくる興味のある状況を作ることではないかと発想の転換について話し合った．ストレスが高じた時は，甘いケーキの誘惑に勝る趣味や状況を探し出し，何らのコーピングを見つけることの重要性について医療者の視点の修正を行った．

　結果的に，医療チームとしてケーキに勝る報酬を与えるために，何らかの快の報酬はない

かなど看護師の考え方自体が変わった．一方，E氏に対しては，とにかく今までの仕事や家庭での苦労を労いつつ，ポジティブフィードバックを続け，「ストレスの程度に応じた自分の取扱説明書の作成」を行った．

　医療職から今まではネガティブフィードバックをされ続けられた状況から，ポジティブフィードバックに転換でき信頼関係も形成され，その後は，両者のスムーズな会話のやりとりに発展し，看護師が採血時を利用して微笑みを交え，口の片端をちょっと持ち上げるユーモラスな動作を意識的に活用した．すると，E氏の反応が笑顔を見せるなど明らかに変化したのである．

　そうしたかかわりの変化が，E氏がケーキを食べるに至る前段階での自分への報酬を新たに作り出し，実践できたことで血糖値のコントロールもうまくいくようになった．

引用文献
  1）齊藤万比古：思春期のひきこもりをもたらす精神科疾患の実態把握と精神医学的治療・援助システムの構築に関する研究（H19—こころ——般—1-010）．
  2）磯部潮：「ひきこもり」がなおるとき 23人の臨床例，pp3-13，講談社，2004.
  3）阿保順子：回復のプロセスに沿った精神科救急・急性期ケア，精神看護出版，2011.

07 泣きわめく（幼児）患者の事例

患者紹介

氏　　　名	：A君，5歳，男児，保育園在籍
既 往 歴	：火傷（1歳時）
家族構成	：父親（45歳，会社員），母親（42歳，会社員），長女（8歳，小学校3年生），二男（1歳，保育園）
成長状況	：発育曲線より大きめ
栄養状態	：良好
睡眠状況	：良好

Ⅰ．かかわりまでの経過

　この男児は，1歳6ヵ月から保育園に入園し，現在は，年長クラスに在籍している．昨年，弟が生まれた．母親は今年度より職場に復帰し，A君は弟と共に保育園に通園している．母親は仕事をしていることもあり，多忙である．また，弟はまだ1歳になったばかりで手がかかり，A君にまで手が回らない．

　ある時，クラスメートと喧嘩をしてA君が噛みつく騒ぎがあった．「どうして噛んだの？」と担任や母親が聞いても理由を答えない．以前は聞き分けが良い児で，母親は困ったことがなかったが，最近自分の気に入らないことがあると，かんしゃくを起こすことが多く，泣きわめくようになった．

Ⅱ．その後の経過とかかわり

　母親は定期的に保健センターに通い，看護職に男児のことを相談するようになった．母親は今までおとなしかった児にどのように対応して良いかわからず途方に暮れていた．特にA君は，自分の思い通りにならない時，かんしゃくを起こす．また，気にいらないことがある時，物を投げたり，噛みついたりし，保育園でも問題行動が目立つようになった．友達と些細なことで喧嘩をする．先生の話を聴かず，友達と話し込んでしまうといった行動が見られた．母親は，先生からそうした状況について聞かされていた．

まず，保健師は，噛みつきだけに着目せず，全人的に子どもを捉えることにした．子どもの噛みつきには，自己肯定感がもてているかどうかが影響しており，子どもは「自分に注目してもらいたい」，「家でかまってもらえないでいる」といった気持ちに気づいてもらいたいといった現れである可能性が高い[1]．面談の中で保健師は，母親の悩みを聴くと共に，A君の「自分と関わってもらいたい」という気持ちを大切に，スキンシップを交えながらかかわりを重ね，信頼関係を築いていった．

Ⅲ．ユーモア看護の展開

1）児の背景を知る

①幼児期の発達課題

〔エリクソンの発達課題〕

　エリクソンの発達課題によると，A君は遊技期（幼児後期）の「自主性対罪悪感」の段階である．「自分は自分」といった意識，母親の意見や命令に反抗し，自分のことや考えを主張する時期でもある．親の言うことばかり聞かせすぎていると子どもは自分の気持ちを抑圧しすぎてしまい，自分の感情をだすのを恐れてしまう．

　これは家庭内暴力につながる．友達と喧嘩をしたり，親や大人（先生など）に怒られることによって傷ついたり，不安になり罪悪感を持つようになる．親は子どもの遊びや行動をどれだけ肯定できるか，温かく見守ることができるか，子どもの疑問に応えられるか，親の忍耐が児の自発性を促すのである．第1反抗期を迎えるのもこの時期と言われ，自分でやりたい，一度は親の意見に反対するなどの行動がみられる．

〔フロイトのパーソナリティ理論〕

　フロイトのパーソナリティ理論によると，3歳から6歳は男根期（phallic stage）といわれ男根期の特徴的な性格傾向がある．男根期に両親が過保護だった場合，プライドの高い，うわついた，社交的な，活発な性格になる．

　逆に，過剰に拒否的だった場合，自己嫌悪の強い，謙遜しがち，地味，内気な，孤立気味，恥ずかしがりやな性格になる．また，男根性格にみられる防衛として，退行や抑圧，合理化，置き換え，昇華がある．

②幼児期の思考・認知機能について

　幼児期は，様々な言葉を使ってものごとを表現できるようになる．しかし，大人と比べまだ不十分なことがあるので，大人は幼児が思っていることと違う解釈をしたり，幼児が思っていることの伝わり方が不十分だったりすることが少なくない．このことに代表されるように，この時期の幼児の認知は，「自己中心性」であると言われており，言葉や思考が十分に社会化されていないため，自分以外の視点にたって物事を捉えることができないといった特徴がある[2]．

③親子関係の発達

　養育者と子どもの関係の中で行われる愛着行動が一般的に知られている．ボウルビィの愛着理論では，5歳時の愛着行動の発達過程は，母親の行動を観察し，母親の行動の計画や目

標を推察するようになる第四段階の「目標修正的協調関係」にあたる[2]. 1歳位までの乳児期には，人の顔を好んでみたり，声のする方に顔を向けたり，泣いたり，笑ったり，喃語を言ったり，後を追ったりするといった発達段階を遂げるようになる.

母親に対して特に愛着を持ち，母親の後を追ったり，姿が見えなくなったら不安になり泣いたりすることがあるが，これは人間の親子関係の発達で重要な要素である. 乳児が泣いたり笑ったりして，母親の近くによってきた時，その行動にすぐ反応することで，乳児は母親に愛着を示し，より愛着行動が促進される. まさに，親と子の信頼関係が形成されている証である.

④仲間関係の発達

子どもは，仲間との関係を乳児期から獲得すると考えられており，昨今は家で親子だけで過ごすよりも，児童館や公園などで他の乳幼児と触れ合うことが大切と考えられている. 幼児期では，仲間関係が大きく変化するので，子どもは他者にさらに興味を持ち，仲間と遊ぶことを益々好み，そこで人間関係が育まれるのである.

4歳以降になると，他の子供と遊んだりして交流が見られるようになり，その中で他の人が違う意見を持っていることや，仲間との争いにより自分の思う通りにいかないといった葛藤に気づく. 親子関係が中心であった人間関係が，幼児期になると他者との関係になり様々な経験をすることになる. 安心した居場所（基地）が母親であり，その居場所があって初めて子供は他者との関係を築くことができる.

⑤感情の発達

ブリッジズは，感情は出産直後から発達し，快・不快といった感情，怒りや嫌悪，恐れや喜び，親に甘えるといった感情を早い段階で獲得すると述べている[2]. 3歳でほとんどの感情を獲得していると考えられている.

2）幼児期の子どもとのかかわり方のポイント

幼児期の子どもの特徴を理解すると共に，この時期の発達課題の獲得に向けて様々な角度からアプローチすることが大切である. 特に，親や周囲とのかかわりなどをアセスメントし，適切な養育へと導く必要がある. すなわち，幼児への支援のみならず，家族への支援も行うといった視点を持つことが重要である.

3）子どもの感情や思いの表出を促す

母親が，児とスキンシップし，それを大切にしたかかわりが必要である. 泣きわめいている時，児をまず安心させ，児が泣いている理由を適切にアセスメントできるよう支援する.

A君は，面談時もじっとしておれず，母親が叱ると泣きわめくので，まず保健師がA君の気持ちを尊重し「じっとしているのはしんどかったね」と声掛けをした. 子どもの気持ちに寄り添う，すなわち子どもの意思を肯定する姿勢を保ちながら，自然な気持ちの表出を促した. そのため，A君は心を開くようになり「たいくつだった. 遊びたい」と今まで，表現できなかった気持ちを保健師や母親に表現することができた. そして，A君は自分の気持ちを受け止めてくれたと理解したのか，一瞬泣きやめた.

次に，保健師はＡ君の手をとり，歌を歌いながら手遊びを始めた．Ａ君は嬉しそうに手遊びを始め，母親も参加することでスキンシップがはかれ，母親にも笑みがこぼれた．保健師は，目の前でユーモアを交えた遊びを実践することにより母親が具体的に問題に取り組めるよう事例を示したのである．このようなかかわりを通して，保健師は母親の気持ちに寄り添い，母親の子育てに対する悩みや苦しみを理解することで，さらにこの親子との信頼関係を得ることができた．

4）ユーモアを交えた受容的行動

感情や意欲の引き出し，軽快な気持ち，不安の軽減など，ユーモアは看護実践の場において様々な意図で使用される．この事例では，保健師はじっとすることが苦手なＡ君に対して，共感的理解を示し，手遊びなど自己や他者を楽しませることを動機づけとして表出される動作を活用した遊戯的ユーモアを実践した．

上田は，ユーモアを活用する看護師の思いに「子どもを癒す」，「母親に安心感を与える」，「子どもとのつながりを作る」があると述べており[3]，この保健師のかかわりはそのような思いを意図していたと考えられる．

また，気分や雰囲気を明るくする効果が強いと言われている遊戯的ユーモア[4]を交えた支援によって，Ａ君や母親の気持ちが明るくなり笑みがこぼれたのである．そして，その和やかな雰囲気が良好な母子関係を促進した．すなわちユーモアを交えたかかわりが母子関係の発達に大きな影響を与えたと考えられる．

弟が生まれ母親を独り占めできないＡ君は，情緒不安定になっていた．保健師は，Ａ君の気持ちを肯定し，心を落ち着かせ，また母親との良好な交わりを増やした．母親は，このかかわりの中でＡ君の気持ちをどのように肯定したらよいかを学び，温かく見守ることでＡ君の自発性，感情の表出を促せることを知った．

このように，保健師はＡ君とのかかわりの中で，Ａ君と母親の楽しむ場を作ることで，雰囲気を明るくし，Ａ君は自然な感情を表出できる場面が増えた．保健師が，このように丁寧にＡ君や母親とのかかわりを積み重ね，ユーモアを交えた支援を展開したことで，Ａ君の問題行動を減らすことができたのである．

引用文献
1）岩倉政城：かみつく子にはわけがある，大月書店，2015.
2）福島哲夫ら：公認心理士必携テキスト，学研メディカル秀潤社，pp251-270，pp556-560，2018.
3）上田真由美：入院中の子どもへユーモアを活用する看護師の思い，日本赤十字広島看護大学紀要，pp11-19，2009.
4）榊原彩ら：医療従事者が患者に用いるユーモアに関する文献的考察，日本精神保健看護学会誌，Vol21，No2，pp21-30，2012.

参考文献
・長谷部貴子ら：入院中の幼児期の子どもを対象とした看護者の遊びの技術，高知女子大学看護学会誌，Vol35，No2，pp55-63，2010.
・斎藤綾乃ら：勤務時間内における看護師が出会ったユーモアと専門領域病棟のユーモアの特徴，看護総合科学研究会誌，Vol13，No2，pp15-26，2011.

08 苛立ち（糖尿病）患者の事例

患者紹介

氏　　名	：M氏，75歳，女性，元看護師
診 断 名	：糖尿病，不整脈，両膝変形性膝関節症，脊柱管狭窄症，閉塞性動脈硬化症
身　　長	：160cm，105kg（現役時代から85kgあった）
最終学歴	：専門学校卒業
家族構成	：夫とは死別，孫（25歳）と二人だけの生活である．息子夫婦がいるが交流はない．

Ⅰ．入院までの経過

　M氏は，若い頃より過食傾向であり，肥満体質だった．定年まで40年間看護師として働いた．上司にも意見を主張するリーダー的な存在であった．現役時代から食べ歩きが趣味であった．退職後，さらに体重が増加し105kgという高度肥満から変形性膝関節症などの合併症も併発し，活動量が少ない日常生活になっていった．こうした変化のない孤独な生活からくる不安やストレスを解消するために，食べることへの異常な欲求となり，孫の目を盗み常に暴飲暴食を繰り返した．その結果，HbA1cが高値となったため，血糖値コントロール目的にて入院となった．

Ⅱ．入院後の経過とかかわり

　M氏は，食事療法を守れず，孫からの差し入れや自分で車椅子に移乗し，売店に買い出しに行き，大量の食物を購入することが日常的な行事になっていた．過食後高血糖となるため，定期的に打つインシュリン注射（朝，夕　ヒューマリンR5E　眠前ランタス15E皮下注射）の他に血糖値の値により，追加するインシュリン注射（ヒューマリンRのスケール打ち）の指示も開始となった．血糖値は平均170-200台で経過し，夕食前は70台を呈することが多く見られ，手指の震えなど低血糖症状があり，ブドウ糖10gを追加することもあった．

　その後，胃部不快感が激しく欠食することが多くなり，頻回に低血糖症状を呈する悪循環に陥ることを繰り返していた．看護師が間食について注意すると大声をあげて，苛立ちをみ

せた．自室の床に段ボールやオムツなどを積み上げて，移動するスペースが狭くなる状況となった．下肢に浮腫があり車椅子での移動であったため，転倒することもあった．

　頻回に転倒を繰り返すことからカンファレンスが実施されたが，整理整頓や過食など目に見える言動に看護師の焦点があたり，患者がなぜそのような行動を起こすのかを深く掘り下げることができなかった．その結果，整理整頓を行うが，すぐに元の状態に戻す行動が続いた．ADLは車椅子移乗，リハビリパンツの履き替えは自身でできるが，入浴，着替え，身の周りの片付けは介助が必要な状態であった．主治医は食事療法に重点を置かず，M氏の年齢も考慮し，自主性に任せたらいい，と考えていたため，M氏に注意することがなく，インシュリンで血糖コントロールを試みようとしていた．M氏にとって自分のことを親身になって考えてくれる存在が希薄であった．

Ⅲ．糖尿病患者の心理

　糖尿病患者は，糖尿病以外にも様々な疾患を併発していることが多い．また，糖尿病は発症すると治癒することがなく，血糖管理など日常生活の乱れが合併症を併発する恐れがあることはほとんどの患者には周知のことであろう．そうしたことが微妙に絡み合い，より複雑な心理状況を呈することになる．常に食事制限や血糖値の管理などを周囲から要求され，強いられることは，自分では理解していても相反する行動に出てしまう．

　まさに，葛藤状態におかれた不安と恐れに圧倒され，その精神的重圧を耐え抜くために糖尿病という現実を否定するようになってしまう．それは物事を悲観的にみて，失望感，苛立ち感をつのらせ自信喪失し落ち込み，対象のない失望，悲しみ，無力感，孤独感をつのらせることになる．

　患者は，自己管理を思うようにできない自分自身の欠点や醜さ，悔しさや恥ずかしさを覚え，それを責められた・非難されたと感じ自分を閉ざすことになる．看護師は，こうした患者の心理をよく理解し，患者が納得できるよう，患者と共に客観的にみつめ直すことが重要である．不用意な激励は逆効果になるので，患者ができることから始め，自信を育むようにする必要がある．

Ⅳ．ユーモア看護の展開

1）苛立ちの背景を知る

　当患者の場合，長年看護師を経験し病院規則の厳守は当然心得ているにもかかわらず，糖尿病患者特有の飢餓感からか食事療法を守れず，過食傾向に陥っている．

　こうした状況では，当然看護師の目が厳しくなり，患者は日々入院生活のプレッシャーに晒され，物事を悲観的に受け止め，落ち込む気持ちを逆に食の欲求を充たす行動へと駆り立てることになる．これは，糖尿病に罹患している現実を否定しようとする置き換えの行動と理解できよう．

　一方，年齢的なものから来ているのか生活態度のだらしなさが目立つが，それは食のコン

トロールもできない不安と恐れからつのる孤独感，怒りの感情となり，苛立ちへと発展していったに違いない．

　M氏にとって入院生活はストレスであり，親身になって考えてくれる存在も少なく，看護師とのかかわりは注意や指導ばかりの内容であった．主治医は放任主義で担当看護師も問題行動に着目していた．両下肢の浮腫，車椅子での生活，自由のきかない入院生活で食事療法を遵守する意味を見出せなかったのではないだろうか．

　過食することで満たされたのは胃袋だけでなく，その瞬間は心も満たそうとしたのでないか．食べることで口唇欲求を満たし，糖尿病であることを否認することができたのでないかと考えられる．看護師の注意はM氏に余計に苛立ちを感じさせることになった．注意や指導する前にM氏自身に関心を示すことができれば，かかわりももう少しスムーズに展開したと考えられる．

　糖尿病は罹患したらすぐには完治しない慢性疾患である．また，高血糖により合併症も起こしやすく，その結果，コントロールが難しい．1型糖尿病と違い，2型糖尿病は生活習慣から発病すると認識されているため，医療関係者からの理解，サポートが得にくい現状がある．

　金子は，血糖値は，インスリン注射や食事，運動といった1つの事象によって決まるわけではなく，患者の心理状態，性周期，季節，地域特性，職種など，人が生活する上での全ての要素が影響すると述べている．そのためには，看護師には患者を全人的に理解し，血糖管理に向けての支援を患者と共に行う能力が求められるのだ[1]．

2）苛立ち患者とのかかわり方のポイント

　血糖値やHbA1cが高値であっても，症状があまり出ないため，患者は病気であるとの自覚がない場合が多い．このケースのM氏は元看護師でありながら，医療者としての自己管理能力の低さ，食事療法や薬物療法を自己管理できないため受容的にかかわることには困難さが伴う．医療者側からのこうあるべき理想の患者像（理解力があり，食事療法をきちんと守り，血糖管理に協力的な患者）の枠にあてはめて患者を評価し，そのことが患者理解を阻む原因であったとも考えられる．

①患者を枠にあてはめてみず，一人の人間としてみる．

②根気よく患者と関わり，関係性を構築する．

③自暴自棄な訴えや大声で威嚇しても，言葉通りに鵜呑みにしない．その訴えの背景を知る．

④暴飲暴食を繰り返しても，患者を責めない．

⑤どんな時に暴飲暴食になってしまうのか，改善できることはないか話し合う．

⑥治療食の必要性，間食を控えることを促す．

⑦空腹感が強く，食べたい時は低カロリーのもの，ノンカロリーの食品の利用を勧める．

⑧高血糖，低血糖症状の有無の観察

⑨浮腫の増強の有無，傷の有無の観察

⑩患者の問題行動や悪いところばかりに焦点をあてない．長所やいい部分に目を向けるようにする．

⑪家族に対して食事療法の必要性，合併症について説明する．また差し入れや外食はなるべ

く控えてもらうようにする．患者の思い（早期に退院してまた孫と暮らしたい）を伝える．

3）苛立ちの感情や思いの表出を促す

　こうした患者とかかわる場合，看護師は目に見える行動（過食，大量の食物の買い出し，治療食を食べない，怠惰な生活）に着目しがちである．患者が過食しながらも，どう改善したらいいのかわからないと思っていることや，自暴自棄になっている患者の気持ちに寄り添い，患者の心の声にしっかりと耳を傾け，かかわりを展開することが大切である．

　看護師に要求されることは，患者に単に注意を促すだけではなく，不安や恐れ，苛立ちをよく理解し，患者が納得できるよう患者と共に客観的に見つめ直すことである．糖尿病患者に見られる特有の対象のない失望，悲しみ，無力感，孤独感，失望感，苛立ちをつのらせることになる．

4）ユーモアを交えた受容的言動

　血糖値コントロール目的の入院であったが，食事療法を守れず，暴飲暴食を繰り返していた．入院当初はM氏と関係性ができていない中での注意や指導であった．患者は日常生活の不自由さ，口うるさく干渉されることに不満を感じ，病気が慢性疾患であり，データ上異常を示すが，症状としては深刻さに欠けることで疾患に対する自覚がない状態であった．

　患者の目に見える行動だけに焦点を置かず，患者の困っていること，患者の思いに着目して，先輩看護師であるプライドを尊重し，まずかかわりを密にした人間関係を形成し，お茶目なおどけた表情や動作，優しいトーンの口調で話すなど患者の笑いを誘うようにかかわりを展開した．また，辛いことや悲しいことなど否定的な感情が強い場合は，笑いが押さえられるため，看護師時代のエピソードを意識的に聞く中で，M氏は古き良き思い出について笑顔を交えて話してくれるようになった．それに伴い，M氏の態度も変化していった．看護師に冗談を言うようになり，自分が看護師で働いている時だったらこういう風に看護していたなども話すようになった．

　アレン・クラインが「あたたかい心から生まれた穏やかなユーモアなら，まずしくじることはない」[2] と述べているが，まさにお茶目な表情や動作が患者の心に届いたのであろう．ユーモアは苦しみと向かい合う道具にもなれば，言葉の足りなさを補い，心を通い合わせる道具にもなるのである[3]．ユーモアを使用する前提として，信頼関係を構築しておくこと，ユーモアを使用するタイミング，相手の心理状態，その時の状況を考慮して使用することも必要である．

　その結果，M氏は「いらいらすることが多い．食べることしか楽しみがない」，「長生きしたいと思っている．少しは間食も減らしたい」と本音を訴えるようになった．M氏は孫と2人暮らしであり，早期の退院を望んでいた．孫と暮らしていくために，退院後も血糖値コントロールを維持していく必要があった．間食の量を少し減らす，ゼリーのようなカロリーの低いものにする．夜中に食べない，食べ過ぎた時は次の食事で主食の量を減らすなど間食を禁止するのではなく，M氏ができる範囲で実施することを話し合った．話し合い後も治療食を摂取せず，間食や自分の好きなものを食べている姿をみられることがあったが，長い目で

見守りかかわることにした．過食せず，治療食を完食することが正しいことであると知識としてはあるが，実際に行動できない辛いM氏の気持ちを考えて一方的に注意せず，今後実施できる範囲で工夫できることを一緒に考えた．

　食事療法や薬物療法は大切であるが，治療だけに焦点をおくと患者は息が詰まることがある．日常会話，雑談，ユーモアを交えた日々のかかわりを通して患者と一緒に考えて妥協点を探っていくことが大切である．

引用文献
1）金子貴美江：日本看護協会認定看護分野，糖尿病看護の知識と技術，2018．
2）アレン・クライン：笑いの治癒力，創元社，序文，2000．
3）アレン・クライン：笑いの治癒力Ⅱ，創元社，pp24-25，2001．

参考文献
・渡辺俊之：ケアを受ける人の心を理解するために，中央法規出版，2005．
・ジョイス・トラベルビー：人間対人間の看護，pp46-47，医学書院，1974．
・ノーマン・カズンズ：笑いと治癒力，岩波書店，1996．
・平澤久一：表情の看護のすすめ，メディカ出版，2014．
・平澤久一：精神科看護のコミュニケーション技術，日総研，2010．
・ジェニーンロス：食べ過ぎることの意味，誠信書房，2000．
・下坂幸三：食の病理と治療，金剛出版，1991．

09 頑固な認知症患者の事例

患者紹介

氏　　名	A氏，80歳代，女性，無職
性　　格	真面目，やや神経質
診 断 名	認知症，高血圧症（降圧剤服用中）
最終学歴	中学卒業
家族構成	夫（2年前に死亡），長女（主婦48歳），次女（会社員42歳），長男（51歳，会社員，遠方に居住），孫11歳（女子）
要 介 護	4

I．入所までの経過

　A氏は，夫と二人暮らしであったが，2年前に夫が死亡した後は，ほとんど買い物くらいしか外に出ることはなく，自宅でテレビなどを見て過ごすことが多くなった．子供たちが心配し，一緒に暮らすことを提案しても遠慮して，一人で自宅のアパートで暮らすことを希望した．自宅でしばしば転倒することがあり，だんだん物忘れも現れ，食事を食べたことも忘れるようになった．家族が心配し，介護保険制度を利用し，介護施設に入所することを希望したが，A氏は「どこも悪くない！」と強く抵抗し動こうとしなかった．家族が特別養護老人ホームと相談し，ホーム職員の説得でしぶしぶ入所することになった．

II．入所後の経過

　入所後は，歩行は可能であるが，日時や食事，清潔面や場所などが理解できない状況で，生活面全体の介助が必要であった．初めての施設への入所で，がらっと変わった環境の変化に，周囲は見ず知らずの人達ばかりという希薄な関係性からか，硬い表情で周囲を探るような様子で終日孤独に過ごす姿が見られた．

　生活面の介助をする介護士に対して拒否的な態度が強く，「何をするのよ！　やめてっ！」と大きな声をだすなど被害的に受け止める状態だった．こうした状況は，認知機能低下による不安から周囲に対する警戒心が深まり，ちょっとしたことで怒り出したり，興奮し大声を

出し，暴れたりする要因となる.

Ⅲ．認知症とは

　認知症の定義では，なんらかの原因により，脳の正常に達した認知機能が，後天的な脳の障害によって持続的に低下することで，日常生活や社会生活に支障をきたすようになった状態を言い，それが意識障害のない時にみられると言われている.

　原因では，脳梗塞などの疾患との関連や社会との関わりの減少，活動低下なども認知症になる要因の一つに挙げられるが，症状には以下の中核症状と周辺症状が挙げられる[1].

　中核症状：記憶障害，判断障害，見当識障害
　周辺症状：　徘徊，妄想，不潔行為，幻覚

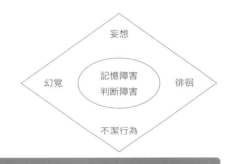

Ⅳ．ユーモア看護の展開

1）頑固な認知症の背景を知る

　認知症患者の場合，同じことを何回も尋ねたり，自分が認知症だという自覚がない．そのため，「さっき，ご飯を食べましたよ」と言っても納得できない状況で，何回も繰り返し言われると，こちらもついつい声を大きくして「食べたでしょ！」と言ってしまうことがよくある．しかし，本人は言われて納得できないにも関わらず，半ば悪い事をしたように言われ，自尊心を傷つけてしまう.

　患者の失敗や的外れな言動に強い口調で否定したり，感情的に反応すると不安や苛立ちが強化され，単に怒りの感情の表出に止まらず手が出たり，暴言を吐いたりする行動から徘徊や不潔行為，幻覚や妄想に発展する場合がある.

　看護側は，そうした患者に対して"言うことを聞かない頑固な患者，問題行動を起こす患者"と一方的に決めつけてしまうのである.

2）患者の思いの表出を促す

　患者が夕方になると「家に帰る」と言って外に出ようとすることがある．そこで，患者の家族が「ここが家なの！」と大声をあげて怒っている場面や，汚れた下着を箪笥の中に入れてしまい，家族から怒られている場面を見ることがある.

　患者が，自宅を理解できない状況にあったり，下着を汚してどうしようかと困っている気持ちを，看護側が「問題行動」として捉えることなく，「分からないので困っているんだな」と考える必要がある.

患者本人の気持ちを尊重し，下着を汚して情けない気持ちになる前に，こちらから声をかけてトイレに誘導したり，家に帰りたいという患者には「そうね，家のことが心配なんだ」と理解し，家での心配事を聞いたり，一緒に少し歩いてみようと声をかけてみるなどの思考の転換を促すことである．まさに，患者の気持ちに寄り添うことで，自尊心を傷つけることなく援助できるのである．

3）頑固な認知症患者とのかかわり方のポイント

①自尊心や羞恥心などの感情は残っている

認知症になったと言っても全てを忘れたわけではない．何回も「ご飯は，まだ？」と聞いてきても「さっき食べたじゃない」と繰り返し応え，最終的には，介護する側が「何回も言わせないで！！」と大声をあげる場面がある．しかし，認知症を発症した患者には，ただ，聞いているのに怒られたという嫌な感情しか残らないのである．

人は自尊心を持っており，それを傷つけられることを嫌うものである．また反対に，不安や恐怖を取り除いてくれる人には好意的な感情を表すものであり，その点を考慮しなければならない[2]．

②記憶力低下が問題ではなく，忘れたこと自体を自覚できないだけである

私たちの記憶は，日々の記憶の連続性から成り立っている．連続性があるから，昨夜の晩ごはんを思い出し，昨日は，肉だったから「今日のメニューは魚にしようか」とか考えるのである．しかし，認知症患者は，その連続性が成り立たなくなるので同じことを繰り返し言うことになってしまう．本人には自覚がないので，「食べたじゃない」と説明しても本人は納得しないのである．

③本人も困っている

私たちは，トイレに行きたい時，トイレを探したり，トイレに行きたいと相手に伝えることができる．しかし，認知症患者には，そのトイレが分らないのだ．下着が濡れて気持ち悪いのに，それをどうしていいのか分からないので，手をズボンの中に入れたり，そのままの状態でベッドに寝ていたりすることになる．そうした時，私たちは，「何で言わないの？ 気持ち悪いでしょう！」ときつい口調で注意してしまう．でも本当は，本人も気持ち悪い状態に対してどうしようかなと困っているのである．

④介護する側と本人との関係性は，お互いに影響しあう

家族は，本人とよい関係性を築こうとしている．しかし，認知症により様々な予期せぬ出来事が起こると家族の感情も平静ではいられなくなる．家族の感情が不安定になり，時には，怒ったりイライラするとそれが，本人へ影響を及ぼし，より一層不安感を増したりして，いわゆる問題行動を起こしてしまう．さらに，家族がそれに反応してしまい，家族間の関係性が悪くなるという悪循環に陥ってしまいかねない．家族への対応も考慮しなくてはならない[3]．

4）ユーモアを交えた受容的行動

看護や介護は気の休まることの少ない厳しい現場である．先の見えにくい状況下にいる場合，笑うことさえ，忘れてしまうのではないかと考えることがある．看護や介護には，心の

環境を変えていくことが重要であり，その手段の一つが「ユーモアの技法」であるが，事例は頑固な認知症であるＡ氏にとって，本人の意思で入所した場所は，毎日が楽しい日々ではなかったに違いない．

しかし，思わぬことで昔の楽しかった感情がよみがえる場面と出会った．実習に来ていた看護学生が，Ａ氏に楽しんでほしいと，学生がカツラを被り，着物を着て音楽に合わせて踊るレクリェーションを計画した．

舞台の近くで見ていたＡ氏が，音楽に合わせて踊りが始まると，初めはびっくりした様子だったが徐々に他の入所者と同じようにゆっくり手拍子をしだした．それと同時に，無表情だった顔も穏やかな表情へと変わっていくのがわかった．学生たちが，着物を着て踊りながらＡ氏の傍に近づくと「綺麗だね〜」と着物の袖を触りながらつぶやいた．レクリェーションが終わっても，しばらく穏やかな表情であった．

後日，面会にきた家族に様子を伝えると「元気な頃は，父親と演劇を見に行って喜んでいたからね」ということで，そのころの感情がよみがえったのだと考えた．それから，Ａ氏と接する時は，楽しかった演劇の話を手掛かりにし，信頼関係を築くように心がけた．

昔，自分がカツラ姿で着物を着て踊ったことや，夫と観た演劇の楽しい光景が甦ったのか，これまでの頑固なまでの態度をとっていたＡ氏に，学生が踊る姿を見てある日の楽しかった光景と感情が表出されたのである．レクリエーションがＡ氏に驚きに加え，あそび心の精神を与え，心地よい気分をもたらしたからではないだろうか[4]．

認知症患者は，特に昔のことを覚えており，そうした昔の楽しかったことを通じてユーモラスにかかわることで，その人により寄り添う関係性ができることになる．

引用文献
1）森 敏：認知症のとらえ方・対応の仕方，金芳堂，p7，2010．
2）濱治世ら：感情心理学への招待―感情・情緒へのアプローチ―，サイエンス社，p206，2005．
3）春日武彦：援助者必携 はじめての精神科，医学書院，p89，2017．
4）アブナー・ジップら：髙下保幸訳：ユーモアの心理学，大修館書店，pp159-160，1996．

10 拒絶状態患者の事例

患者紹介

氏　　名：A氏，38歳，男性，無職
診断名：統合失調症
最終学歴：専門学校中退
家族構成：父親68歳，母親66歳，妹35歳（結婚し他県で生活）

I．入院までの経過

　19歳時に発病し，以降4回の医療保護入院歴があるが，退院後は自宅で両親と生活している．調子の良い時は，作業所に通所できていたが，不調になると「人の目が気になる」，「悪口を言われているような気がする」と話し，月に1度の外来通院以外は自宅を中心とした生活となった．

　半年前より，父親が食道がんのため入退院を繰り返すようになり，そのため，母親は父親の看病で自宅を留守にすることが多くなっていた．

　2週間ほど前から，夜が眠れなくなり，明け方から夕方まで寝るなど生活リズムの乱れが見られ，それに伴いブツブツと独り言がみられるようになった．易怒的になり，些細なことで「お母さんが悪い！」と大声を出すようになった．

　外来通院の前日に，母親が主治医に入院について相談した．本人は，通常の外来診療と思い受診したが，主治医から入院を勧められると興奮し，医療保護入院となった．

II．入院後の経過とかかわり

　興奮状態のまま，男性スタッフ数名に付き添われ2人部屋に入室する．以前の入院時にかかわりのあった顔見知りの看護師が，入院前の状況についてA氏から話を聞くと，「僕は普通に生活していただけ．病気ではないし，入院の必要性もない」と硬い表情を示し，刺々しい口調で反論する．

　以降，数日間は食事や飲水には応じるが，作業療法には参加しようとしない．居室で過ごすことが多く，他の入院患者との交流も見られない．看護師間で，抗精神病薬の内服をして

いるように見せかけて，服用していないのではないだろうかといった話題が出た．それを受け担当看護師が食後薬の服用時に「口腔内を確認させてほしい」とA氏に話したところ，A氏は「飲んでるって言ってるでしょうが！」と語気を荒らげた．

母親の面会時も，A氏は，刺々しい態度で差し入れの物品を要求する一方，「早く家に帰らせろ！　こんな所にいたら，本当に頭がおかしくなる．お前が入院させたんだからな！」と吐き捨てるように訴えた．

Ⅲ．ユーモア看護の展開

1）この事例における患者の状況

父親が食道がんを発症し，母親がその介護や入院の付き添いなどで家を留守にすることが多くなっていた．そもそもの状況として，両親の高齢化があり，両親としても「親が死んだ後，この子はどうなってしまうのだろう」，「一人で生きていけるだろうか」といった思いをA氏に抱いていたに違いない．一方，A氏もそういった現実的な生活環境の変化を受け，将来的な不安を強く抱いていた可能性がある．

作業所やデイケアといった集団での活動には，病状の良いときは参加できるが，不調になると参加できなくなることを繰り返し，一人で生活していくことなどとても想像できない状況にある．

県外で家庭を築いている妹に頼ることも難しく，A氏が感じているであろう将来的な不安は，経済的なことから心理的なものまで含め，計り知れないものがある．さらに，このような不安を解消するための資源となり得る交友関係もなく，さらには医療機関とのつながりも月に一度の外来通院のみと希薄である．A氏の刺々しい態度の背景には，こういった不安や孤独の存在が考えられる．

2）拒絶状態の背景を知る

入院前のA氏の様子から考えて，A氏は入院前から抗精神病薬をきちんと内服していなかった可能性が高い．その背景には，統合失調症という病気についての否認や，抗精神病薬を内服することによる副作用など，多くの統合失調症患者の服薬コンプライアンスに影響を与えるとされる一般的な問題にも留意しておく必要がある．

特に男性患者にみられる状態であるが，副作用の管理について話題になりにくい症状として性機能障害がある．勃起不全や射精不全といった症状が起こっていても，医師に相談することができず，その結果として，薬物療法が中断してしまうことがある．看護師は，抗精神病薬を内服することで生じる副作用について，十分理解した上でかかわり，必要に応じて副作用の説明をする必要がある．

また，頼りにしていたであろう父親が，食道がんを発症して入退院を繰り返し，それを介護する母親の姿を側で見て，少なくともA氏が将来の不安を今まで以上に強く持ったであろうことは容易に想像がつく．看護師は，A氏の生活環境の変化や家族背景について把握し，A氏が現在や将来に対する強い不安や孤独を抱いていることを前提に，かかわりを展開する

心掛けが必要となる.

3) 拒絶状態患者とのかかわり方のポイント [1]

　拒絶による身体状態や日常生活動作におけるセルフケアレベルなどに注意し，患者の行動だけにとらわれてはならない. 拒絶が何を意味し，周囲の状況や対人関係，処遇の問題などについて十分に査定し見極めることが大切である. また，単なる精神症状の一つと決めつけて対応をしないことが重要である.

　　①患者の側に付き添い，耳を傾け，受容的・共感的かかわりに努める.
　　②患者の態度によって生じる自分の感情状態を見つめ，かかわる.
　　③患者の反応や返答を期待せず，短い現実的な声かけに努める.
　　④患者を脅かさないよう，過剰な介入をしない.
　　⑤拒食の状態を観察し，適切な水分・栄養の摂取と電解質の確保，排泄に注意する.
　　⑥拒薬による状態の悪化に注意し，睡眠と休息の確保に努める.

4) ユーモアを交えた受容的行動

　A氏の担当看護師は，過去の入院時にも担当看護師としてかかわっていた. 担当看護師は「お父さん大変みたいね…」と居室のベッドに横臥し過ごしていたA氏に話しかけた. A氏は布団を被ったままで，担当看護師を拒んでいる雰囲気ではないと感じられたので，そのまま話し続けた.

　また，「お父さんも，お母さんも年をとったしね. Aさんも，もうすぐ40歳だもんね…. これからどうなるのかって心配になるよね」と話した. A氏からの応答がないまま，「僕もさ，Aさんが入院する前に2週間ほど仕事を休んでたんよ. なんでだと思う？ 痔がひどくなってね…. 痔の手術ってすごく恥ずかしい体位でするんだよ，こんな風に…」と身振り手振りを加えて事細かに説明をした.

　すると，A氏は布団から顔をだし，看護師の話に耳を傾け「看護師さんも大変だったね」と少し笑いながら話だした. その後も，看護師が一方的に痔にまつわる話や，入院中に体験した話を続けると，A氏は相槌を打ち，A氏から「手術は痛かった？」などと質問が出たりもした.

　看護師は，最後に「薬の件だけど，副作用が強いと思うし，薬を飲んでいると働けないとか，色々悩むことは多いと思うよ. これからのことや，薬のことなど何でも相談してほしい」と伝え，薬物療法による一般的な副作用について，性機能障害のことも伝えた.

　こうしたやりとりをきっかけに，A氏から担当看護師に話しかけてくることが以前よりも多くなった. A氏の周囲に対する刺々しさも和らぎ，他の入院患者との交流も以前より多く見られるようになった.

　入院後1ヵ月を過ぎた頃には，A氏から性機能障害について「年齢的なことなのか，薬のせいなのか分からなくて不安でした」と相談することもでき，信頼関係が以前までの入院時より深まった.

担当看護師の自己開示を含んだユーモアは，Ａ氏と看護師との信頼関係に大きな役割を果たしたと言える．看護師の持病を題材にしたコミュニケーションは，自閉的な生活を送っていたＡ氏にとって，自分以外の他者にも色々と悩みごとがある，自分と同じ存在であると再認識できる場になったのではないだろうか．

引用文献
　1）平澤久一監：精神科看護のコミュニケーション技術，日総研，p131，2005.

11 絶望的状態の癌患者の事例

氏　名：A氏，60歳代後半，女性
診断名：小細胞肺癌後の多発肺転移および脳転移
最終学歴：大学卒業
家族構成：2人旅行を楽しんだ夫は他界（10年前），現在は一人住まい

Ⅰ．入院までの経過

　長く続く咳と胸痛のため，病院で検査を受けたところ，小細胞肺癌と診断された．精密検査の結果，幸いにして転移は認められなかったため，右肺上葉切除術を施行し，以後定期的な検査を受けながら，日常生活を過ごしていた．

　しかし，約2年半を経過した頃，頻回な頭痛や嘔吐を自覚するようになったため，病院を受診した．精密検査により右肺腺癌からの多発肺転移，脳転移を認め，化学療法を実施する目的のため再入院となった．

　A氏は再発・転移を告知された際，自暴自棄になるような様子はなく，状況を努めて理解しようとしている様子であった．しかし，化学療法が開始されると，重い副作用症状の発現と合わせて，自身の身体の変化に対する不安を「もう助からないのかもしれない」と言葉にする様子が見られた．

　化学療法による効果が期待できず，A氏も自身の身体が寛解する可能性が低いことをどことなく感じているようであった．

　そのような中で，A氏と担当看護師の間である会話の一場面があった．

Ⅱ．ユーモア看護の展開

1）担当看護師とA氏の会話の一場面

　A氏と担当看護師間のバイタルサイン測定時の会話の一場面である．

看護師：Aさん，おはようございます．今朝はどのような具合ですか？

A氏　：あまりよくないわ．最近はなんだか身体が辛いと感じる時間が増えているの．

看護師：そうですか．それはお辛いですね．

A氏　：ええ…そろそろ，お迎えの時期かなと思うの．きっと旦那も向こうで待ちくたびれていると思うわ．

看護師：そうですか….Aさんの旦那さんはどのような方だったのですか？

A氏　：夫は寂しがり屋でね，きっと寂しがっていると思うの．夫より10年も余分に年を取ってしまったから，こんなしわくちゃの顔になって…恥ずかしいわ．

看護師：きっと大丈夫だと私は思いますよ．それにAさんはお化粧のプロではありませんか？

A氏　：どうかしら…もう随分とお化粧もしてないし，お化粧の仕方も忘れたわ．夫に会いに行くその日が来たらあなたにお化粧をお願いしようかしら．

看護師：分かりました．Aさんのお顔は十分に魅力的ですけど，旦那さんがAさんに見とれてしまうようなお化粧をしましょう．

A氏　：ふふふ…ありがとう．よろしくね．

看護師：はい．また検温の後に伺います．きっと長い長い旅になると思いますから，その時に，やり残しや忘れ物がないか，一緒に確認してみませんか？

A氏　：そうね．お願いしますね．

　2人の会話は悲嘆的ではなく，むしろ穏やかな雰囲気の中で交わされユーモラスな印象さえ受ける．また，何気なく交わされている会話の内容からは，A氏と看護師の関係性が見え隠れしているようにも感じられる．担当看護師は，闘病生活の初期の頃は，事例のような会話を患者と交わすことはできなかったと話していた．

　A氏の心理状況は，癌を告知された後より，回復への希望と死への恐怖を抱きながら変化していたと推測できる．担当看護師は，この変化するA氏の心理状況に理解を示そうと寄り添う努力を示し，キューブラー・ロスが記述した「死の受容過程」を念頭にかかわりを展開した．その結果，上記の会話を交わせたのではないだろうか．

2）初期の癌患者とのかかわり方のポイント

　A氏を担当した看護師は，「もう助からないかもしれない」と話すA氏に対して何も言葉をかけられなかったと話していた．そして，再発・転移を告知され，死に対する不安や恐怖を感じていた患者に対して，死を連想させてしまう言葉を伝えてしまうことは，患者を更に不安や恐怖へと追い詰めてしまうと考えていた．そして，担当看護師は「何かできることはないか」と考え，訪室し続けていたと語った．

　　①癌を告知され，死に対する不安や恐怖を感じている状況では，死を連想させる言葉が患者を更に不安や恐怖へと追い詰めることを念頭にかかわる必要がある．

　　②キューブラー・ロスが提唱する「死の受容過程」の各段階に応じた患者の心情に応じ

た対応をする.

③患者の特性に理解を示し，ありのままの姿に関心を向け続け，寄り添う姿勢を見せてかかわる.

④患者の怒り，憤り，羨望，恨みなどの感情を尊重し，そうした感情を素直に表出し現実的に適応できるよう促す.

3）ユーモアは医療者の不安の軽減や自己満足のために使用しない

抑うつの時期の患者とのかかわりでは，看護師はこの重苦しい雰囲気を何とかしたいという思いを抱いたと述べている．そして，その雰囲気にのまれそうになる担当看護師自身の感情を保つために，明るい話題やジョークを言いたくなる気持ちが湧き出てきたことをも述べている.

ここで「パッチ・アダムス」という実在する医師の物語を描いた映画を紹介しよう.

"ユーモアによる治療が重要"という説を実践した医学生パッチ・アダムスの半生を描いたものである．医学生パッチの末期の膵臓癌に苦しむ患者とのかかわりが，非常に印象的で深く考えさせられた.

膵臓癌に苦しむ患者は，看護師たちに横暴な態度を取ることで有名であったが，パッチは彼を笑顔にしようと病室を訪ねた．パッチは当初，患者に恐る恐る触れながら「何か助けられることがあれば…」と伝えるが，患者はパッチの胸元を掴み「自己満足のエサに俺を使うな！」と罵声を浴びせ，病室から追い出してしまう.

それでもパッチは，諦めず再び患者の病室に訪れた．そして，白衣ではなく背中に天使の羽をつけて，天使を連想させる服装をして訪室したのだ．そしてパッチは，死を連想させる言葉を別の言葉に言い換えて次々と伝え始めるが，患者は怒鳴り返すわけでもなく，同じように死を別の言葉に言い換えてパッチに伝え始め，最後には笑顔を見せたのだ．パッチが自己の満足感や達成感のためではなく，患者の苦痛を和らげたい純粋な思いが行動に表現され，患者に伝わったのである.

A・デーケンは，ジョークとユーモアを区別しており，「ジョークは言葉の上手な使い方やタイミングの良さであるが，ユーモアは心と心のふれあいから生まれ，相手に対する思いやりが原点である」と述べている．また，柏木は著書の対談において，「本当に思いやりを示したいのなら，その出発点は相手が何を希望しているのかを考えることである」とも述べている.

つまり，医療現場でユーモアを活用しようとする場面がある時，その目的は，ただ患者を笑顔にする，笑わせる，患者の笑顔に医療者が安心することではない．おそらく，患者のために何かをしたいと思う看護師の素直な心が，1つのユーモアという手段を通じて患者に届けられることを目的としているのではないかと考えられる.

4）ユーモアは対象者の個別性と状況に応じて活用されるもの

事例に記載されたA氏の情報は，ほんの一部分にしか過ぎない．それでも化粧品会社に勤務していた経歴から化粧に対する深い思いや知識を察することができ，またA氏の趣味から

夫との関係性や，既に他界した夫をどのように想い闘病生活を過ごしているのか，推察することができる．担当看護師は，「A氏は今何を希望しているのか，どのように今を生きることを望んでいるのか，私に出来ることは何だろうか」とA氏への関心を向け続けていた．

　このように患者に関心を向け続けたからこそ，A氏の「ええ…そろそろ，お迎えの時期かなと思うの．きっと旦那も向こうで待ちくたびれていると思うわ」という発言を否定することなく，看護師は「Aさんの旦那さんはどのような方だったのですか？」とA氏の発言を受け止め，更なる思いを語れるようなかかわりに繋げたのである．

　そして，こうした会話の連続性の中で，看護師はA氏の人間性や特徴をさらに深く知ることに繋がり，その結果A氏と看護師だけに通じあう事例のようなユーモアの表現の形として互いの思いを伝え合うことができたのではないだろうか．ユーモアは病気の痛みに直接的に働きかけることはできないが，患者の意識に働きかけることは可能である．

　Stephen L. Roseら（2013）は，卵巣癌を再発した患者に対するユーモアの研究を行っているが，その中で医師による適切なユーモアの活用が，患者の主観的な不安の軽減の手助けになることを明らかにしている．

　A氏は会話の間，一瞬ではあるが，病気がもたらす苦痛や不安に意識を集中することがなかったかも知れない．つまり，担当看護師とA氏との会話におけるユーモアは，A氏が精神的に感じている苦痛に対して働きかけたもので，それが結果としてA氏の精神的健康レベルを高めることに繋がったと言えるのではないだろうか．

参考文献
・Alfons Deeken：ユーモアは老いと死の妙薬．講談社．pp37-38. 2002.
・Kubler・Ross, E著，川口正吉訳：死ぬ瞬間―死にゆく人々との対話．読売新聞社．p290. 1969.
・柏木哲夫：癒しのユーモア　いのちの輝きを支えるケア．三輪書店．p188, pp224-228. 2005.
・Stephen L. Rose, MD, Ryan J. Spencer, MD, and Margaret M. Rausch, BS:The Use of Humor in Patients With Recurrent Ovarian Cancer A Phenomenological Study．Received January 2 , 2013．and in revised form January 29 , 2013．

12 認知症患者の事例（老健施設）

氏　　名：M氏，86歳，女性

診断名：認知症

最終学歴：女学校卒業

家族構成：夫（10年前に死去），長男（60歳，会社管理職，大阪市内に居住）夫婦，孫（男性，関東に居住）

I．入所までの経過

夫は地方の役所に勤務していたが，定年退職した後は，家庭菜園をしながら夫婦で仲良く生活をしていた．10年前，夫が脳梗塞で救急搬送され入院したが死亡．その後，M氏は単身で生活していたが，近隣の人との交流が次第に少なくなり自宅にこもるようになった．心配した親戚から長男に連絡があり，長男宅で同居することになった．

M氏は，当初は喜んでいたが，都会の生活になじめず「寂しい，家に帰りたい．夜寝られない，お父さんはどこに行ったの？」などと訴えるようになる．夫は亡くなったことを説明しても理解できず，写真に向かって「お父さん早く帰って来て！」と何度も言うようになった．また，夕方になると「家に帰る…」と言って，外出しようとすることが何度もあり目が離せない状態となった．

2階に上がろうとして階段からずり落ち，大腿骨骨折をきたし入院となった．手術後，リハビリ訓練を拒否し車椅子生活となる．その後，誤嚥性肺炎が数回併発し，胃瘻創設にて在宅生活が困難のため老健施設に入所となった．

II．入所後の経過

入所時，4人部屋に入室し看護師が「Mさんよろしくお願いします」と挨拶するが，返事はなく室内を見回していた．長男が「お母さん挨拶したら？」と声を掛けるが，発語することはなかった．看護師が「横になりましょうか」と臥床を促し，介助すると拒否することもなく横になる．長男が帰宅する時「お母さん，また来るからね」と言うと，「お父さん！　早

く迎えに来てな」と言っていた．

　以後，洗面・更衣・入浴（機械浴）の介助に拒否することなく応じていた．約1時間毎に巡回し声を掛けると，笑顔で手を振るなどの反応はあるが発語はほとんどなかった．長男が毎週1回衣類の洗濯のため来園し，ベッドサイドに座って声かけをするがほとんど会話することはなかった．長男が「また来るから」と言って帰ろうとすると，笑顔で「お父さん！　早く家に連れて帰って」と訴え，長男と夫を混同している様子だった．このような時，看護師が「面会に来た人は，長男さんでは？」と言うと，「えっ？　息子だったの」とびっくりした表情を見せ笑っていた．

　入所後，1ヵ月ほどすると，話しかけに多少返事ができるようになった．入所時持参した夫の写真を一緒に見ながら，出身地や若い頃の話しを聞くと笑顔で話してくれるようになった．その後，息子の面会時に「お父さんと息子が解らなくなって…，こんな事では家に帰れないね」と困惑した様子で話していた．

Ⅲ．認知症について

　認知症は，いったん正常に発達した知能が，脳の後天的な器質的病変のため永続的，不可逆的に低下した状態で，感情や意欲，人格の変化をきたし，日常生活に支障を及ぼす．加齢が発症の最大の因子であり，年齢を重ねるにつれて高くなる．原因は，脳梗塞，脳出血，ピック病，脳腫瘍，脳外傷など広範な脳障害である．

1）中核症状

①記憶障害：昔のことを覚えているが，新しいことを覚えられない（リボの法則）
②認知障害：物を見ても言葉が出ない（失語），ある動作が行えない（失行），対象が分からない（失認）
③見当識障害：今のこの時間や季節，自分のいる場所が分からない．鏡に映った自分に話しかける（鏡現象）
④人格の変化：穏やかな人が，別人のような激しい性格の持ち主になる

2）周辺症状（BPSD：Behavioral and Psychological Symptoms of Dementia）

　不眠，自発性低下，意欲減退，うつ状態，不安・焦燥，幻覚，妄想，徘徊，夜間せん妄など，中核症状に誘因が加わって起こる状態である．

　この周辺症状に関しては，脳の障害のほかに，脱水，便秘，持病の悪化などの身体的な不調，寝たきりや引きこもりなどに由来する活動性の低下，新しい施設への入所や援助者の交代などの人間関係や生活環境の変化，周囲の不用意な言葉や不適切なかかわりなども要因となる．

Ⅳ. ユーモア看護の展開

1）認知症の背景を知る

　M氏は夫の定年退職後夫婦だけの生活をしていたが，夫の死で喪失体験・孤独感・失望感が増強し，近隣の人との交流をしなくなった．それに加え，都会に転居し息子夫婦と生活できることになったが，見慣れない環境の変化，生活環境に馴染めず現状を理解することに戸惑い，不安状態に至ったと言えよう．

　そして，さらに転倒骨折し車椅子の不自由な入院生活が，記憶・認知・見当識等の障害を増強し，自ら他者との関わりや会話ができなくなったと考えられる．しかし，周囲の人の行動には一時的にせよ敏感に反応する場合もあるので注意が必要である．

2）認知症患者とのかかわり方のポイント

　記憶・認知・見当識などが障害され，精神的・身体的に自ら日常生活を行うことが困難となり，生活全般に援助・介助が必要となる．そのため，日々接する中で些細な変化などを観察する必要がある．

① できるだけベッドサイドに行き声かけをすることで，患者の近くに居て関心を持っていることを示し，安心感を持てるように努める．この時，相手の目線と同じ姿勢で接することが大切である（多床室の場合は，全員同じように声掛けし，孤立感を与えない事も大切である）．

② 新しい環境に慣れるよう十分に時間をかけてかかわる．

③ 状態によっては恐怖や混乱をもたらすので，説明や訓練はしない．

④ 適切な栄養（経管栄養・水分摂取）・排泄・整容の維持など日常生活の援助を行う．
体調不良等を自覚できず訴えることができない場合が多いため，援助する中で全身状態を観察し異常の早期発見にも努める．

⑤ 間違った話でも否定しない．
否定した場合，患者自身が見捨てられた，拒否されたと受け取られる可能性があり，その後の人間関係の修復が困難となる．
例：長男を夫と勘違いした時，「長男さんだったのでは？」と優しく訂正する．このような時は，夫の死去にはふれない方が良い

⑥ 安全と保護に努める．

⑦ 廃用症候群（筋拘縮・萎縮，心肺機能の低下など）の予防に努める．

3）ユーモアを交えた受容的言動

　認知症患者は，感性・感情が保たれていることがあり，笑ったり喜んだりすることは当然のことであるが，ある日，M氏が臥床し天井の一点を見つめており，挨拶をしても反応がないため，ベッドサイドの椅子に座り，手を添えながら「天井に蜘蛛かなにか見えるのですか？」と話しかけた．すると「夫が上からじーっと私を覗いているのよ！」と喋ってくれたではないか．これまでは比較的笑みを浮かべるなど表情の変化はあったが，入院後の経過に

あるやりとり以外はあまり言葉を発することはなかった.

　その後，訪室し「Mさん，こんにちわ！」と挨拶をすると，「私，Hですの！」と，結婚前の姓なのか「H」と当意即答的に真顔で断言した．今までの声かけに対して，はっきりと断言する形の返答があったのは初めてなので，Hという名前がM氏と違うのではと指摘すれば，M氏が気分を害し今後の対応が難しくなると考え「そうですか，今後気をつけますね」と笑顔で応えると二人の間に穏やかな雰囲気が漂った.

　これまでのM氏とのかかわりは，どこか遠くから見ているような遠慮気味な面があった．M氏の手や肩に手を添えるタッチングを活用し，優しい口調と分かりやすい言葉，笑顔に加えて目を大きく開けてキョロキョロしたおどけた表情，片手首をくにゃくにゃした仕草をしながらかかわると，一瞬M氏がきょとんとした大きく目を開き笑顔を見せてユーモラスに反応したのである．そしてお互いに見つめ合い笑顔を交わすことができたのは，M氏にとってまさに，希薄な人間関係によるストレスや施設という生活環境の変化による不安を緩和できた証と言えよう．それ以降，居室に行くと，笑顔で手を振ったりするようになり，自ら挨拶してくることもあった.

　こうした状況に至ったのは，M氏のペースに合わせ，自尊心を尊重したかかわりを重視した結果と言えよう．しかし，認知症状が重度になっても，喜怒哀楽を自由に表出させ，看護師が患者の思いを敏感に感じ取り，根気よくかかわることが重要である.

　町沢は，老年期を迎えると脳梗塞や脳出血，目が不自由になる，うつ病になるなどから遊び心を忘れてしまうが，老人ホームなどでは入所者が異常なほど若返ると述べている．まさに，この事例のように高齢者にはユーモアを活用したかかわりの重要性を認識し対応する必要があると言えよう.

参考文献
・平澤久一監修：精神科看護のコミュニケーション技術，日総研，2005.
・日本精神科看護技術協会監修：精神科看護の専門性をめざして Ⅲ：専門編，精神看護出版，2003.
・町沢静夫著：遊びと精神医学，創元社，pp88-89，1996.

索　引

ユーモア看護　癒しと和み

2020年 3 月 10 日　第 1 版第 1 刷 ©

著　者　　平澤久一　HIRASAWA, Kyuichi
　　　　　古谷昭雄　FURUTANI, Akio
発行者　　宇山閑文
発行所　　株式会社金芳堂
　　　　　〒 606-8425 京都市左京区鹿ケ谷西寺ノ前町 34 番地
　　　　　振替　01030-1-15605
　　　　　電話　075-751-1111(代)
　　　　　https://www.kinpodo-pub.co.jp/
印刷・製本　　亜細亜印刷株式会社